卫生技术与护理专业系列创新教材

总主编 沈小平

新编护理学基础实训指导

主 编 叶 萌 石 琴 胡三莲
副主编 马志华 唐庆蓉 顾建芳 孔令瑜
编 者（以姓氏笔画为序）

丁桂芬 上海思博职业技术学院
马志华 上海思博职业技术学院
王 琰 上海思博职业技术学院
王伟民 上海思博职业技术学院
叶 萌 上海思博职业技术学院
石 琴 上海思博职业技术学院
孔令瑜 湖北随州职业技术学院
张 默 上海思博职业技术学院
胡三莲 上海交通大学附属第六人民医院
顾建芳 上海市浦东医院
唐庆蓉 上海医药高等专科学校

复旦大學 出版社

高等职业技术教育创新教材系列丛书
编委会

总 序

· 新编护理学基础实训指导 ·

　　本人在医学教育领域内学习工作了 41 年,其中在长春白求恩医科大学 12 年,上海交通大学附属第六人民医院 3 年,美国俄亥俄州立大学医学院 15 年,直至回国创办上海思博职业技术学院卫生技术与护理学院已 11 年有余。从国内的南方到北方,从东方的中国又到西方的美国,多年来在医学院校的学习工作经历使我深深感到,相关医学类如护理专业的教材编写工作是如此重要,而真正适合国内医学护理高职高专院校学生的教材却并不多见,教学效果亦不尽如人意。因此,组织编写一批实用性、应用性较强的高等职业技术教育创新系列教材的想法逐渐浮出台面,并开始尝试付诸行动。当本人主编的《多元文化与护理》和《护理信息学》两本书作为高等职业技术教育创新教材先后由人民卫生出版社正式出版发行后,又欣然接受复旦大学出版社的邀请,组织有关教师和专家编写系列教材。

　　《新编护理学基础实训指导》是护理专业课程体系中非常重要的基础实训指导教材,它以护理工作的实际情境和工作任务为依据,设计了以基础护理操作技能为主线的临床实践项目 18 项,项目任务 36 个。本教材较好地体现了《基础护理》课程中所涉及的基本理论、基本知识、基本技能,从而培养学生理论联系实际的动手能力、评判性思维能力、解决问题的能力、人文关怀的能力等,促进学生对职业道德、人文素质的培养和建立。

　　本书的编写得到了上海思博职业技术学院和兄弟院校广大教师,以及各教学实习医院有关专家学者的大力支持和帮助,特别是复旦大学出版社的鼓励和帮助,在此一并表示衷心的感谢! 鉴于上海思博职业技术学院建院历史较短,教学经验水平有限,本书一定存在许多不足之处,恳请读者批评指正。

沈小平

2014 年 10 月于上海

前 言

护理学是一门实践性、应用性很强的学科,设计好实训课有利于学生巩固理论知识,通过实训中的仿真练习,能使学生感悟到什么是"护理",从而自觉有效地提高护理技能。《新编护理学基础实训指导》本着"工学结合"的原则,以护理工作的实际情境和工作任务为依据,设计了以基础护理操作技能为主线的临床实践项目18项,项目任务36个。每个护理操作技能项目都按临床护理工作过程编写,操作前设置情景病例,根据模拟的情景病例提出与本项操作技能有关的问题,启发学生思考,培养学生分析问题和解决问题的能力。同时制订了各项实训的"操作流程图"及"考核评分标准",便于学生与主教材中的"基础护理操作视频"相结合,进行自练、自测。教师进行实训操作技能考核时,对成绩的评定也有标准可依、有据可查。

本实训指导,按照主教材章节顺序编写,较好地体现了《基础护理》课程中所涉及的基本理论、基本知识、基本技能,从而培养学生理论联系实际的动手能力、评判性思维能力、解决问题的能力、人文关怀的能力等,促进学生对职业道德、人文素质的培养和建立。为了便于学生进一步理解和把握重点,在各项目、任务后都安排了"能力检测"内容,含有紧扣教学大纲和全国护士执业资格考试大纲的重点习题,有选择题、名词解释、简答题、论述题和案例分析题等常见考试题型,力求命题规范、指令明确。"能力检测"是学生的课后作业,由教师检查、批改和答疑。

本书是在"护理专业系列创新教材"总主编沈小平教授的指导下,主要由上海临床综合医院与医学院校的专家和中青年骨干编写,他们有着丰富的教学经验和临床经验,相信读者能从他们丰富的经验中有所收益。

在本书的编写过程中,编者参阅了大量的有关书籍和资料。在此对这些文献的作者谨表衷心的感谢!本书虽经反复讨论、修改和审阅,但鉴于能力有限,疏漏和不足之处在所难免,敬请各位专家、同行和广大师生提出宝贵意见。

编 者

2014 年 11 月

答题说明

本书"能力检测"中有选择题(A_1、A_2、A_3、X 型题)、名词解释、简答题、论述题和综合应用题等常见考试题型。

一、选择题

1. A_1 选择题(单句最佳选择题):由 1 个单句和 5 个备选答案组成,答题时只能选择 1 个符合题意的最佳答案。

2. A_2 选择题(病例摘要最佳选择题):由 1 个题干(简要病例)和 5 个备选答案组成,答题时也只能选择 1 个符合题意的最佳答案。

3. A_3 选择题(病例组最佳选择题):试题结构是以病例为中心的描述,然后提出 2~3 个相关问题,每个问题均以该病例为背景,考察一个知识点,配有 5 个备选答案,只有 1 个答案是正确的。

4. X 选择题(多项选择题):由 1 个题干和 5 个备选答案组成,正确答案可以是 2~5 个备选答案,多选、少选、错选均不得分。

二、名词解释题

简要答出定义、基本原理和临床意义。

三、简答题

简答题是围绕问题中心,简明扼要回答问题。

四、论述题

论述题是围绕问题中心,系统全面地回答问题,条理清晰、重点突出、有科学依据。

五、综合应用题

综合应用题是将本书知识与临床病例相结合,理论联系实际的开放性题型。答题时要综合考虑各项因素,进行科学推理和分析,得出结论,以培养分析问题和解决问题的能力。

目　录

·新编护理学基础实训指导·

项目一 绪 论

[实训方法]

1. 课前组织观看《南丁格尔》电影或视频。

2. 课中以"我心中的白衣天使"为主题,书写学习心得。

3. 课后训练:学生 3 人一组,讨论对护理学 4 个基本概念的理解。

能 力 检 测

[A₁ 选择题]

1. 1836 年在坎萨尔斯瓦茨建立世界上第一个较为正规的护士训练班的人是谁

    A. 德国的牧师弗里德尔　　　　　　B. 美国的恩格尔

    C. 英国的南丁格尔　　　　　　　　D. 加拿大的塞利

    E. 法国的伯纳德

2. 世界卫生组织对健康的定义不包括下列哪一项

    A. 身体没有疾病　　　　　　　　　B. 有完整的生理状态

    C. 有完整的心理状态　　　　　　　D. 有一定的劳动力

    E. 有社会适应能力

3. 南丁格尔在英国创办世界上第一所正式护士学校的时间是哪一年

    A. 1854 年　　　　　　　　　　　　B. 1860 年

    C. 1856 年　　　　　　　　　　　　D. 1858 年

    E. 1863 年

4. 美国人在福州创办的我国第一所正式护士学校的时间是哪一年

    A. 1884 年　　　　　　　　　　　　B. 1885 年

    C. 1886 年　　　　　　　　　　　　D. 1887 年

    E. 1888 年

5. 护士研究的对象是什么

    A. 健康的人　　　　　　　　　　　B. 所有的人

    C. 患病的人　　　　　　　　　　　D. 有心理问题的人

E. 有健康问题的人

6. 现代医学模式为哪一种
   A. 生物-生理医学模式
   B. 生物-心理医学模式
   C. 生理-心理医学模式
   D. 生物-心理-社会医学模式
   E. 社会医学模式

7. 以疾病为中心的阶段,其特点是什么
   A. 护理是一门专业
   B. 护理方法是执行医嘱和护理常规
   C. 医护双方是合作伙伴
   D. 实施整体护理
   E. 护理教育有自己的理论体系

8. 护理学的 4 个基本概念是什么
   A. 人、环境、健康、护理
   B. 患者、环境、社会、健康
   C. 人、疾病、健康、护理
   D. 患者、环境、保健、治疗
   E. 疾病、预防、治疗、健康

9. 病房内,全体护士的护理理念应以什么为中心
   A. 专科护理为中心
   B. 护士为中心
   C. 患者为中心
   D. 医生为中心
   E. 基础护理为中心

10. 护理的目标是在尊重人的需要和权利的基础上提高哪一项
    A. 人的尊严
    B. 医疗服务质量
    C. 人的社会地位
    D. 人的自身价值
    E. 人的生命质量

11. 以工作任务为中心,将护士进行明确分工的护理工作方法为哪一项
    A. 个案护理
    B. 责任制护理
    C. 功能制护理
    D. 系统化整体护理
    E. 小组护理

12. 人们重视心理-社会因素对健康与疾病的影响开始于哪一阶段
    A. 以疾病为中心的阶段
    B. 以患者为中心的阶段
    C. 以人的健康为中心的阶段
    D. 以绿色环境为中心的阶段
    E. 以上都不是

13. 南丁格尔在克里米亚战争中带领 38 名护士奔赴前线,使伤员死亡率从 50% 下降为多少
    A. 2.2%
    B. 15%
    C. 3%
    D. 10%
    E. 5%

14. 关于环境的描述,下列哪一项是错误的
    A. 人的一切活动离不开环境
    B. 环境是变化的、动态的
    C. 人与环境相互依存
    D. 环境就是指自然、社会环境
    E. 环境影响人的健康

15. 关于健康的描述,正确的是哪一项
    A. 健康是一个固定的状态
    B. 健康就是无疾病

C. 健康依赖于生物钟

D. 健康和疾病是一个连续的过程

E. 健康主要是内环境的平衡

[名词解释]

1. 护理
2. 健康
3. 素质

[简答题]

1. 护理的目标是什么？
2. 护理学的基本概念是什么？
3. 护理的任务是什么？

[论述题]

1. 现代护理发展经历了哪几个阶段？各阶段有什么特点？
2. 你认为一名合格的护士应具备哪些素质？

（石　琴）

项目二 护理学的基本理论

任务一 系统理论 需要理论

[临床病例]

患者姚某,女性,56岁,因持续心前区疼痛,同时疼痛向后背及肩部放射,被送医院急诊。经心电图检查,提示患有前间壁、高侧壁心肌梗死,立即被收入院救治。入病房监护室时,患者表情痛苦、面色苍白、四肢冰冷。家属反映,患者心前区疼痛发作已持续3小时之久。请结合此例,运用系统理论及需要理论的有关知识讨论:①人是一个系统,具有系统的哪些基本属性;②患者有哪些基本需要未得到满足;③"患者"与"护理"本身都是一个复杂的系统,护士如何应用系统的基本理论来为患者提供有效的整体护理。

能 力 检 测

[A₁ 选择题]

1. 系统的最基本原则是什么
   - A. 整体性
   - B. 计划性
   - C. 连续性
   - D. 主动性
   - E. 系统性

2. 提出系统理论的人是谁
   - A. 马斯洛
   - B. 贝塔朗菲
   - C. 拉扎勒斯
   - D. 塞里
   - E. 霍姆斯

3. 提出基本需要层次理论的人是谁
   - A. 马斯洛
   - B. 贝塔朗菲
   - C. 拉扎勒斯
   - D. 塞里
   - E. 霍姆斯

4. 患者在手术前要了解手术的有关注意事项,属于何种需要
   A. 心理需要 　　　　　　　　　　B. 自尊需要
   C. 治疗需要 　　　　　　　　　　D. 安全需要
   E. 自我实现需要

5. 患者因偏瘫导致生活不能自理,此时应首先满足其何种需要
   A. 生理需要 　　　　　　　　　　B. 尊重需要
   C. 自我实现需要 　　　　　　　　D. 安全需要
   E. 爱与归属需要

6. 因化疗而脱发的患者佩戴假发,是为了满足其何种需要
   A. 心理需要 　　　　　　　　　　B. 自尊需要
   C. 治疗需要 　　　　　　　　　　D. 安全需要
   E. 自我实现需要

[A₂ 选择题]

7. 患者李某,男性,23 岁,因面部烧伤,不愿与来探视的同事见面,此时他最需要的是什么
   A. 生理需要 　　　　　　　　　　B. 尊重需要
   C. 自我实现需要 　　　　　　　　D. 安全需要
   E. 爱与归属需要

8. 患者陈某,男性,52 岁,定于明日胆囊切除术,因情绪紧张而夜间失眠,提示该患者何种需
   要应予满足
   A. 生理需要 　　　　　　　　　　B. 尊重需要
   C. 自我实现需要 　　　　　　　　D. 安全需要
   E. 爱与归属需要

[X 选择题]

9. 系统的基本属性有哪些
   A. 整体性 　　　　　　　　　　　B. 目的性
   C. 层次性 　　　　　　　　　　　D. 相关性
   E. 动态性

10. 需要的特征包括哪些
    A. 对象性 　　　　　　　　　　　B. 无限性
    C. 发展性 　　　　　　　　　　　D. 独特性
    E. 社会历史制约性

[名词解释]

1. 系统
2. 需要

[简答题]

1. 应用系统观点如何看待护理？

2. 基本需要理论包括哪些层次？

[论述题]

试述马斯洛基本需要层次论的观点及对护理工作的意义。

任务二 | 压力与适应理论 沟通理论

[临床病例]

患者钱某，男性，41岁，因右下腹疼痛半天来院急诊，经检查诊断为"急性阑尾炎"，需立即住院手术治疗。钱某是一公司总经理，工作忙而放心不下，希望尽快康复出院。请结合此例，运用压力与适应理论及沟通理论的有关知识讨论：①钱某目前承受哪些主要的压力源；②护士如何与患者沟通，采取哪些护理措施来帮助患者适应，以尽早康复出院。

能 力 检 测

[A₁ 选择题]

1. 压力是指个体对作用于自身的何种反应

　　A. 内外环境刺激的非特异反应　　　　　　B 内环境刺激的非特异反应

　　C. 内环境刺激的特异反应　　　　　　　　D. 外环境刺激的非特异反应

　　E. 外环境刺激的特异反应

2. 癌症患者常在刚得知被诊断为癌症时，第一反应是"那不是真的，一定是搞错了"，他采用的心理防卫机制是什么

　　A. 合理化　　　　　　　　　　　　　　　B. 否认

　　C. 投射　　　　　　　　　　　　　　　　D. 转移

　　E. 认同

3. 关于适应特点的描述，以下哪一项不正确

　　A. 个体在适应中会改变自己的特征　　　　B. 适应是一种主动的反应过程

　　C. 每个人的适应能力是有限度的　　　　　D. 适应能力强的人会及时调整自己

　　E. 适应能力的大小是因人而异的

4. 当一个人离开家庭或学校步入社会，他必须调整自己的行为，适应社会的需要，这属于适应哪一层次

　　A. 心理层次　　　　　　　　　　　　　　B. 生物层次

　　C. 生理层次　　　　　　　　　　　　　　D. 社会文化层次

　　E. 技术层次

5. 信息交流中最重要的技巧是什么
    A. 用心倾听   B. 同情的表达
    C. 沉默的运用   D. 核实情况
    E. 触摸的方式

6. 对听力障碍患者的沟通方式下列哪一项是<u>不合适</u>的
    A. 可用手势和面部表情加强信息传递   B. 在患者未看到你之前讲话声音要大些
    C. 患者无反应时不可着急   D. 听完要核实清楚
    E. 倾听时身体位置与患者同高

7. 以下哪一种沟通方式传递信息更真实,而且难以掩饰
    A. 面部表情   B. 身体姿势
    C. 书信传递   D. 手势
    E. 口头表达

8. 以下哪一项<u>不属于</u>压力源中的生理因素
    A. 腹泻   B. 烦躁
    C. 饥饿   D. 缺氧
    E. 发热

[A₂ 选择题]

9. 护生小王第 1 次上实验课,化学气味使他感觉不适,但 3 小时后,他已完全感觉不到异常气味,这是何种适应
    A. 生理适应   B. 心理适应
    C. 社会适应   D. 反向作用的适应
    E. 对实验技术的适应

10. 护士小李,上班时因故受到护士长批评,回家后向家人发脾气,此行为属于下列哪一种心理防卫
    A. 压抑   B. 否认
    C. 升华   D. 转移
    E. 补偿

[X 选择题]

11. 产生压力的因素可包括哪些
    A. 生物因素   B. 物理因素
    C. 生理因素   D. 化学因素
    E. 心理因素

12. 护士与患者交流时应注意哪些
    A. 有合适的环境   B. 注意倾听,不必解释
    C. 离开前感谢患者   D. 说明交谈所需时间
    E. 听任患者自由诉说

[名词解释]

1. 压力

2. 沟通

[简答题]

1. 沟通的组成要素是什么?

2. 如何全神贯注地认真倾听?

[论述题]

什么是压力? 什么是适应? 压力与适应理论如何应用在护理中?

(石　琴)

项目三 护理专业与法律

[临床病例]

张某,女性,26岁,因夫妻矛盾而服毒自杀,经入院抢救清醒后她却多次说:"人活着没意思。"次日上午问护士附近有无水塘,该护士如实告知。中午交班时发现患者失踪,傍晚在医院附近水塘捞出患者尸体。请结合此例,学习并讨论《护理与法》的相关问题。

能 力 检 测

[A₁选择题]

1. 世界第一部护理法产生于哪一个国家
   A. 英国　　　　　　　　　　　B. 法国
   C. 德国　　　　　　　　　　　D. 美国
   E. 日本

2. 加强护理学科法制建设,协调和理顺各种问题主要是哪一项
   A. 加强立法　　　　　　　　　B. 提倡民主
   C. 立足道德　　　　　　　　　D. 重在规范
   E. 强化理念

3. 卫生法的主体是哪一种法
   A. 宪法　　　　　　　　　　　B. 行政法
   C. 劳动法　　　　　　　　　　D. 民法
   E. 经济法

[A₂选择题]

4. 早班护士小林接到医嘱后,没有及时执行;中班护士小郭上班后,经核对医嘱才发现小林未执行相关医嘱,那么早班护士小林的行为是什么
   A. 侵权　　　　　　　　　　　B. 犯罪
   C. 无过错　　　　　　　　　　D. 渎职罪
   E. 事故

5. 小吴护士准备好庆大霉素 8 万 U 给患者进行注射时,患者反映儿时曾用庆大霉素导致听力下降,此时护士应怎么做
    A. 减少注射量   B. 严格执行医嘱
    C. 由患者决定   D. 改为口服
    E. 向医生汇报,建议换药

[A₃ 选择题]
    某医院为刚工作的新护士进行法律意识岗前培训,涉及的问题有以下几方面,请正确回答

6. 护理立法的最高原则是什么
    A. 符合国情原则   B. 反映时代特征
    C. 国际化原则   D. 维护社会护理活动
    E. 符合宪法

7. 护士法规定了护士的主要义务是什么
    A. 治病救人   B. 发展护理教育
    C. 维护护士权益   D. 提高道德水平
    E. 符合宪法

8. 护理工作中当遇到低级法律与高级法律不一致时应怎么办
    A. 以高级法律为准   B. 以行为规范为准
    C. 回避   D. 以低级法律为准
    E. 见机行事

[X 选择题]

9. 护士的权利包括哪些
    A. 获得工资的权利   B. 控告权
    C. 批评和建议的权利   D. 人身自由权
    E. 接受教育权

[名词解释]
1. 护理法
2. 侵权行为

[简答题]
1. 请问护理立法的基本原则是什么?
2. 护理工作中为确保患者的生命安全,我们该如何正确做到守法?

[综合应用题]
    患儿女性,3 岁,因吃西瓜时边谈笑边吃,发生呛咳,呼吸困难,于 2012 年 8 月 2 日 22 时 35 分入某院急诊。值班护士陈某询问病史后,见患儿似无呼吸困难,则查看了咽部,并留观

了30分钟后告诉患儿家属:"现在患儿没什么关系,如再有情况,明天上午来医院专科门诊就诊。"次日凌晨2时许,患儿又出现呼吸困难,并有四肢抽搐,其父母于2时30分携女再次来院就诊,经值班医生检查,患儿呼吸、心跳已停止,双侧瞳孔扩大,抢救无效死亡。死亡诊断:支气管异物并窒息。请问:

1. 该护士在工作中有何不法行为?
2. 依法应受何处置?
3. 应吸取何种教训?

（马志华）

项目 四 整体护理与护理程序

[临床病例]

患儿宋某,女性,因哭声低、拒奶、全身发凉 3 天而入院。本月 19 日晨其母来院分娩,不料患儿在途中出生,即随母返回家中。此时患儿面色发青、周身发凉,一天后肢体仍发凉。入院时体温不升,心率 78 次/分,呼吸表浅 42 次/分,体重 1 600g,未成熟儿貌,刺激后略有反应,皮肤呈暗红色,双大腿外侧、臀部、胸腹部及面颊皮下脂肪硬肿。医疗诊断:①低出生体重儿(双胎);②新生儿硬肿症。请结合病情、家庭、环境、健康等提出有关护理问题。

能 力 检 测

[A₁ 选择题]

1. 护理程序是科学地认识、分析和解决问题的工作前提、基础、条件、方法还是工作方针

    A. 工作前提
    B. 工作方法

    C. 工作基础
    D. 工作方针

    E. 工作条件

2. 护理目标的陈述对象是谁

    A. 患者
    B. 医生

    C. 营养师
    D. 患者家属

    E. 护士

3. 护理程序各步骤的排列顺序是哪一项

    A. 评估、诊断、计划、实施、评价
    B. 评估、计划、诊断、实施、评价

    C. 诊断、评估、计划、实施、评价
    D. 评价、实施、诊断、计划、评估

    E. 诊断、计划、评估、实施、评价

4. 下列哪一项不属于主观资料的是

    A. 头痛、头晕
    B. 咽部充血、体温 38.1℃

    C. 脸色潮红、气喘
    D. 眼部干燥、流涕

    E. 呼吸 24 次/分、发冷

5. 护士小凌,用 PSE 公式书写护理诊断,其中 S 代表什么
    A. 患者的主述
    B. 患者的症状或体征
    C. 患者产生健康问题的原因
    D. 患者的既往史
    E. 患者的健康问题

[A₂ 选择题]

6. 患者应某,女性,56 岁。外出旅游而 3 天未解大便,腹胀不适,下列护理诊断哪一项妥当
    A. 便秘:腹胀,由活动减少引起
    B. 腹胀:便秘,与环境改变有关
    C. 便秘:腹胀,与环境改变有关
    D. 便秘:导致腹胀不适,与活动减少有关
    E. 便秘:由活动减少引起,腹胀

7. 患者张某,男性,54 岁。昏迷,喉部有痰鸣音,下列健康问题中,应优先解决哪一项
    A. 便秘
    B. 语言沟通障碍
    C. 皮肤完整性受损
    D. 清除呼吸道无效
    E. 营养失调,低于机体需要量

[A₃ 选择题]

患者夏某,女性,60 岁。有冠状动脉粥样硬化性心脏病史,因突然情绪激动,出现胸痛难忍、呼吸急促

8. 此时,首选的护理诊断是什么
    A. 冠心病:与心肌梗死有关
    B. 胸痛:与心肌缺血、缺氧有关
    C. 缺氧:与心肌梗死有关
    D. 心绞痛:胸痛,与心肌缺血、缺氧有关
    E. 焦虑:与胸痛有关

9. 属于合作性问题的是哪一个
    A. 潜在并发症:心律失常
    B. 冠心病:与胸痛有关
    C. 胸痛:与心肌缺血、缺氧有关
    D. 焦虑:与胸痛有关
    E. 缺氧:与冠心病有关

[X 选择题]

10. 按照需要层次论分类,下列哪些不正确
    A. 对环境的陌生属于安全的需要
    B. 想念亲人属于爱与归属的需要
    C. 自卑感属于自我实现的需要
    D. 担心住院影响学习属于尊重的需要
    E. 饮食活动属于生理的需要

[名词解释]

1. 护理程序
2. 护理诊断

[简答题]

1. 归纳护理程序的基本步骤及主要内容。

2. 描述护理记录的格式。

[综合应用题]

患者李某,女性,64 岁,因反复咽疼 1 个月,畏寒、高热 4 天住院。体格检查:体温 39.7℃,脉搏 118 次/分。发育正常,营养良好,应答切题,面色潮红,皮下无出血点,全身浅表淋巴结未触及,咽部充血,两肺未闻及干、湿啰音,心脏听诊未闻及病理性杂音。患者虚弱无力,倍感不安和烦躁,影响睡眠,迫切希望症状消除、体温下降,了解发热的相关知识。请:

1. 用 PE 公式做出护理诊断。

2. 根据患者健康资料书写一份护理计划。

(马志华)

项目 五　医院与住院环境

任务一　备用床铺法

[临床病例]

患者陈某，男性，20岁。因发热、剧烈腹痛来院就诊，诊断为"急性阑尾炎"，经手术及对症治疗后，现痊愈出院。病区护士应如何整理床单位？

[评估]

1. 床单位设施是否完好、安全、舒适？
2. 床上用物是否清洁、齐全？
3. 同病室内患者的治疗、进餐或休息状况如何？是否会受到影响？

[计划]

1. 环境准备：同病室内无人进餐或进行治疗。
2. 自身准备：衣帽整齐、修剪指甲、洗手、戴口罩。
3. 用物准备

(1) 床单位：床、床旁桌、床旁椅、装备带、呼叫器等（图5-1）。

(2) 床上用物：床垫、大单、被套、棉胎、枕套、枕芯（图5-2）。

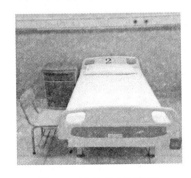

图5-1　床单位（备用床）

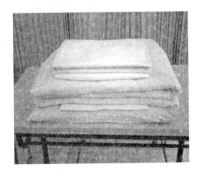

图5-2　床上用物

[实施]

铺备用床操作流程图

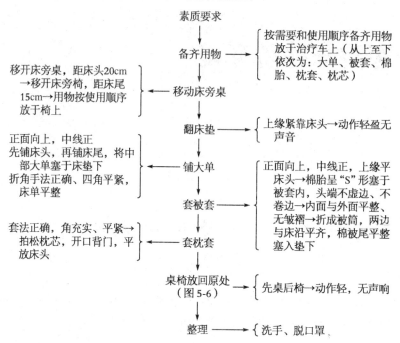

素质要求
↓
备齐用物 ⟶ { 按需要和使用顺序备齐用物放于治疗车上（从上至下依次为：大单、被套、棉胎、枕套、枕芯）

移开床旁桌，距床头20cm→移开床旁椅，距床尾15cm→用物按使用顺序放于椅上 } ⟶ 移动床旁桌
↓
翻床垫 ⟶ { 上缘紧靠床头→动作轻盈无声音

正面向上，中线正先铺床头，再铺床尾，将中部大单塞于床垫下折角手法正确、四角平紧，床单平整 } ⟶ 铺大单

套被套 ⟶ { 正面向上，中线正，上缘平床头→棉胎呈"S"形塞于被套内，头端不虚边、不卷边→内面与外面平整、无皱褶→折成被筒，两边与床沿平齐，棉被尾平整塞入垫下

套法正确，角充实、平紧→拍松枕芯，开口背门，平放床头 } ⟶ 套枕套
↓
桌椅放回原处（图5-6） ⟶ 先桌后椅→动作轻，无声响
↓
整理 ⟶ { 洗手、脱口罩

参阅:《备用床》操作视频

[评价]

操作评分表

项 目		项目总分	要 求	标准分	实际得分	备注
素质要求		6	服装整洁、符合要求	2		
			仪表大方、举止端庄	2		
			态度和蔼、语言恰当	2		
操作前准备		10	洗手、戴口罩	2		
			备齐用物	2		
			各单折叠整齐、摆放于治疗车上	3		
			移开床旁桌椅,桌20cm,椅15cm	3		
操作过程	铺大单	24	翻床垫	2		
			大单放置正确,正面向上	4		
			铺大单中线正	6		
			包紧床头、床尾	4		
			折角手法正确、美观,角平、紧,成斜、直角	8		
	套被套	27	中线正	5		
			头端平床头	2		
			头端不虚边、不卷边	4		
			被套内面与外面平整、无皱褶	8		
			棉被折成被筒,两边与床沿平齐	5		
			棉被尾平整塞入垫下	3		

项 目		项目总分	要 求	标准分	实际得分	备注
操作过程	套枕套	6	套法正确、角充实、平紧 拍松枕芯、开口背门、平放床头	2 4		
操作后处理		7	桌椅放回原处(先桌后椅无声响) 床单位整齐、划一	4 3		
熟练程度		10	操作时间<5分钟 动作轻巧、准确、稳重	6 4		
评价		10	符合铺床原则 注意节力原则	5 5		
总分		100				

任务二 麻醉床铺法

[临床病例]

患者黄某,女性,53 岁。因脑外伤而在全麻下行开颅探查术。患者术后返回病房,病区护士在该患者回病房前,应做哪些准备?

[评估]

1. 患者入手术室后,已撤去污染被服,床单位设施是否完好、安全、舒适。

2. 根据患者手术情况,应铺麻醉床,所需用物是否清洁、齐全?

3. 同病室内患者的治疗、进餐或休息状况如何? 是否会受到影响?

[计划]

1. 环境准备:同病室内无人进餐或进行治疗。

2. 自身准备:衣帽整齐、修剪指甲、洗手、戴口罩。

3. 用物准备

(1) 床上用物:同备用床,另加橡胶中单和中单各 2 条(图 5-3)。

(2) 麻醉护理盘

1) 治疗巾内备:开口器、舌钳、通气导管、牙垫、治疗碗、氧气导管或鼻塞导管、吸痰导管、棉签、压舌板、止血钳、纱布(图 5-4)。

2) 治疗巾外备:手电筒、血压计、听诊器或心电监护、治疗巾、弯盘、胶布、护理记录单、笔、输液架等(图 5-5)。

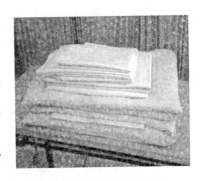

图 5-3 床上用物(麻醉床)

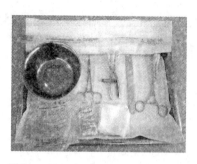

图 5-4 麻醉护理盘用物（治疗巾内）

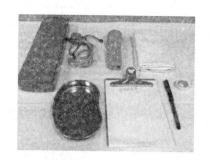

图 5-5 麻醉护理盘用物（治疗巾外）

[实施]

铺麻醉床操作流程图

素质要求

↓

备齐用物 —— { 按需要和使用顺序备齐用物
放于治疗车上（从上至下
依次为：大单、橡胶中单、
中单、橡胶中单、中单、被
套、棉胎、枕套、枕芯）
推至床旁

↓

移开床旁桌，距床头20cm
→移开床旁椅，距床尾
15cm→用物按使用顺序
放于椅上（图5-6）
}—— 移动床旁桌

↓

翻床垫 —— { 上缘紧靠床头→动作轻盈无
声音

↓

正面向上，中线正→先铺大
单，同备用床→近侧铺好
后铺第一组橡胶中单、中
单（距床头45~50cm）多
余部分塞床垫下→铺第二
组橡胶中单、中单（与床
头平）多余部分塞床垫下
→转至对侧，同法铺好
}—— 铺大单、中单

↓

套被套 —— { 被套距床头15cm展开，同
备用床"S"形棉胎套法
被套两侧和下端平床垫，向
内折叠
盖被三折于床边，开口向门

↓

套法正确，角充实、平紧→
拍松枕芯，开口背门，平
放床头
}—— 套枕套

↓

桌椅放回原处 —— { 桌放回原处→椅放于接受患
者对侧床尾

↓

麻醉盘放于床旁桌上→备输
液架放于床尾
}—— 放麻醉盘
（图5-7）

↓

整理 ——{ 洗手、脱口罩

参阅：《麻醉床》操作视频

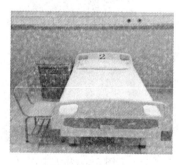

图 5-6 备用床

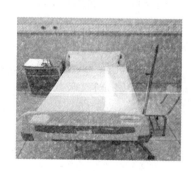

图 5-7 麻醉床

[评价]

操作评分表

项 目		项目总分	要 求	标准分	实际得分	备注
素质要求		6	服装整洁、符合要求	2		
			仪表大方、举止端庄	2		
			态度和蔼、语言恰当	2		
操作前准备		8	洗手，戴口罩	2		
			备齐用物，各单折叠整齐，按顺序摆放于床尾	2		
			移开床旁桌椅，桌 20cm，椅 15cm	4		
操作过程	铺大单	26	翻床垫	2		
			大单放置正确，正面向上	2		
			中线正	4		
			包紧床头、床尾	4		
			折角手法正确、美观，角平	8		
			两块橡胶单、中单铺法正确	6		
	套被套	27	中线正	4		
			头端距床头 15 cm	4		
			头端不虚边、不卷边	4		
			被套内面与外面平整、无皱褶	8		
			棉被折成被筒，两边与床沿平齐	3		
			盖被三折于床边，开口向门	4		
	套枕套	6	套法正确、角充实、平紧	2		
			拍松枕芯、开口背门、横竖于床头	4		
操作后处理		8	桌放回原处，椅放于接受患者对侧床尾	4		
			备齐急救物品，放置合理（麻醉盘、输液架）	4		
熟练程度		9	操作时间<8 分钟	5		
			动作轻巧、准确、稳重，注意节力原则	4		
评价		10	符合铺床原则	5		
			注意节力原则	5		
总分		100				

能 力 检 测

[A₁ 选择题]

1. 一般病室适宜的温度为多少
   A. 18～22℃ 　　　　　　　　　B. 28～30℃
   C. 24～26℃ 　　　　　　　　　D. 10～14℃
   E. 15～16℃

2. 适宜的病室湿度（相对湿度）为多少
   A. 20%～30% 　　　　　　　　B. 65%～75%
   C. 30%～40% 　　　　　　　　D. 75%～85%

E. 50%～60%

3. 抢救物品管理的"五定"在下列哪一项表述错误
   A. 定数量、品种
   B. 定点安置
   C. 定人消毒灭菌
   D. 定期检查维修
   E. 定人保管

4. 为施行下肢手术的患者准备麻醉床,铺橡胶单和中单的步骤是哪一项
   A. 先铺床头部,再铺床尾部
   B. 先铺床头部,再铺床中部
   C. 先铺床中部,再铺床头部
   D. 先铺床尾部,再铺床头部
   E. 先铺床中部,再铺床尾部

5. 铺床时移开床旁桌、床旁椅的距离分别是多少
   A. 15cm,15cm
   B. 15cm,20cm
   C. 30cm,15cm
   D. 20cm,15cm
   E. 20cm,20cm

6. 铺备用床的目的是什么
   A. 供暂离床活动的患者使用
   B. 方便患者的治疗和护理
   C. 保持病室整洁,准备接受新患者
   D. 便于接受麻醉后尚未清醒的患者
   E. 预防皮肤并发症的发生

7. 医院常见的物理性损伤不包括哪一种
   A. 机械性损伤
   B. 放射性损伤
   C. 温度性损伤
   D. 昆虫叮咬的损伤
   E. 压力性损伤

8. WHO 规定的噪声标准,白天病区较理想的强度是多少
   A. 5～10dB
   B. 15～20dB
   C. 25～30dB
   D. 35～40dB
   E. 45～50dB

9. 铺床时不符合节力原则的是什么
   A. 将用物放在床尾的车上
   B. 按使用顺序摆放物品
   C. 操作时,身体靠近床边
   D. 两腿前后分开,稍屈膝
   E. 上身保持一定的弯度

10. 为全麻术后患者铺麻醉床时,操作不正确的是哪一项
    A. 换铺清洁被单
    B. 一床一巾湿扫床垫,防止交叉感染
    C. 枕头横立于床头,开口向门
    D. 床中部的中单及橡胶中单距床头 45～50cm
    E. 盖被扇形折叠于床的一侧,开口向门

[A₂ 选择题]

11. 李某,男性,36 岁。持续在高温环境下工作 6 小时而出现中暑,其影响健康的因素是哪些
    A. 物理性损伤
    C. 化学性损伤

B. 自然气候异常　　　　　　　　E. 机械性损伤

D. 生物性损伤

12. 陈某,男性,63 岁。因呼吸困难,行气管切开术,呼吸机辅助呼吸。对该患者病室环境管理应特别注意哪些

A. 不摆设鲜花　　　　　　　　　B. 适宜的温、湿度

C. 加强通风　　　　　　　　　　D. 光线适宜

E. 减少陪护,防止感染

13. 张某,女性,78 岁。因糖尿病入院治疗,病区护士接到住院处通知后为其准备什么床

A. 备用床　　　　　　　　　　　B. 手术床

C. 暂空床　　　　　　　　　　　D. 抢救床

E. 麻醉床

14. 朱某,男性,40 岁。右上腹肝区隐痛,伴恶心、呕吐。门诊查血清谷草转氨酶(GOT)(谷氨酸氨基转移酶)升高。护士应立即采取的措施是哪些

A. 详细询问病史　　　　　　　　B. 告知门诊医生提前接诊

C. 进行心理护理　　　　　　　　D. 转入隔离门诊诊治

E. 测量患者生命体征

15. 赵某,男性,60 岁。心前区压榨样疼痛 1 小时,伴脉速、冷汗、恐惧感,来院急诊。护士对其所采取的措施中不妥的是哪些

A. 准备好急救物品和药品　　　　B. 抽血送验

C. 开放静脉通路　　　　　　　　D. 推车送放射科拍 X 线胸片

E. 心电监护并密切观察病情变化

[名词解释]

1. 环境

2. 医源性损伤

[简答题]

1. 何谓噪声? 简述如何保持病室内安静?

2. 简述医院内常见的不安全因素及其防范措施。

[论述题]

患者黄某,女性,53 岁。因脑外伤,在全麻下行开颅探查术。患者术后返回病房,病区护士应为患者做哪些准备? 其目的是什么?

(张 默)

项目六 患者入院和出院及运送的护理

任务一 轮椅运送法

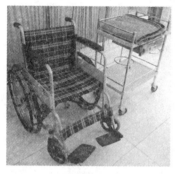

A. 轮椅运送法用物

B. 轮椅上毛毯包裹患者

图 6-1 用物准备（A,B)

[临床病例]

　　患者朱某,男性,33 岁。因车祸致右下肢骨折。医嘱:摄 X 线片,以进一步明确骨折部位及骨折情况。护士如何运送患者?

[评估]

　　1. 患者的体重、病情、意识状态及肢体活动能力。

　　2. 患者损伤的部位与理解、合作程度。

　　3. 轮椅各部件的功能,其性能是否完好。

[计划]

　　1. 环境准备:地面整洁、干燥、平坦,环境宽敞,便于轮椅通行。

　　2. 患者准备:了解操作过程及注意事项,并愿意配合。

　　3. 自身准备:衣帽整齐,修剪指甲,洗手,戴口罩。

　　4. 用物准备（图 6-1)

　　(1) 轮椅(各部件性能良好);

　　(2) 毛毯及别针(酌情准备);

　　(3) 软垫(需要时准备)。

[实施]

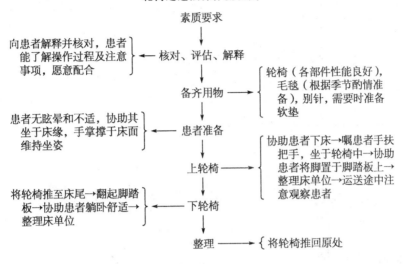

轮椅运送法操作流程图

素质要求

向患者解释并核对,患者能了解操作过程及注意事项,愿意配合 ← 核对、评估、解释

备齐用物 → 轮椅(各部件性能良好),毛毯(根据季节酌情准备),别针,需要时准备软垫

患者无眩晕和不适,协助其坐于床缘,手掌撑于床面维持坐姿 ← 患者准备

上轮椅 → 协助患者下床→嘱患者手扶把手,坐于轮椅中→协助患者将脚置于脚踏板上→整理床单位→运送途中注意观察患者

将轮椅推至床尾→翻起脚踏板→协助患者躺卧舒适→整理床单位 ← 下轮椅

整理 → 将轮椅推回原处

[评价]

操作评分表

项　　目		项目总分	要　　求	标准分	实际得分	备注
素质要求		5	服装鞋帽整齐	2		
			举止端庄,态度和蔼	3		
评估		5	患者的体重、意识状态、病情与躯体活动能力	1		
			患者病情与合作程度	1		
			轮椅功能完好	3		
操作前准备		5	地面整洁、干燥、平坦,环境宽敞	1		
			患者了解操作过程及注意事项,愿意配合	1		
			护士衣帽整齐、修剪指甲、洗手	1		
			检查轮椅,包括车轮、椅座、脚踏板	2		
操作过程	安全与舒适	10	放置轮椅:椅背平齐床尾,椅面朝向床头	2		
			制动轮椅	3		
			翻起脚踏板	3		
			扶患者坐于床缘,协助患者穿衣及穿鞋袜	2		
	上轮椅	30	协助患者下床,嘱患者手扶把手,坐于轮椅中	8		
			协助患者将脚置于脚踏板上	5		
			整理床单位	5		
			放松制动闸,推至目的地	8		
			运送途中注意观察患者	4		
	下轮椅	30	将轮椅推至床尾,翻起脚踏板	8		
			协助患者站起、转身、坐于床缘	8		
			协助患者脱鞋及脱衣,且躺卧舒适	8		
			整理床单位	6		

续表

项 目	项目总分	要 求	标准分	实际得分	备注
操作后处理	10	与患者沟通、解释 将轮椅推回原处	5 5		
评价	5	患者坐于轮椅上舒适,搬运安全,患者主动配合 护患沟通良好,达到预期结果 护士操作规范,动作轻稳、省力、协调	2 1 2		
总分	100				

任务二 平 车 运 送 法

[临床病例]

　　患者朱某,男性,36 岁。工人,施工中不慎摔伤,致全身多处骨折。医嘱:拍 X 线片,以进一步明确骨折部位及骨折情况。护士应如何运送患者?

[评估]

　　1. 患者的年龄、病情、意识状态、体重及肢体活动能力。

　　2. 患者损伤的部位和理解合作程度。

　　3. 平车的性能是否良好。

[计划]

　　1. 环境准备:环境宽敞,便于操作。

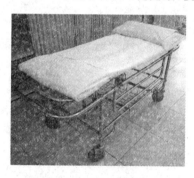

图 6-2　平车运送用物

　　2. 患者准备:了解平车运送目的、搬运步骤及注意事项,愿意配合。

　　3. 自身准备:衣帽整齐、修剪指甲、洗手、戴口罩。

　　4. 用物准备(图 6-2)

　　(1)平车(各部件性能良好,车上放置用被单和橡胶单包好的垫子和枕头)。

　　(2)带套的毛毯或棉被。

　　(3)骨折患者另备木板垫于平车上,并将骨折部位固定稳妥;如系颈椎、腰椎骨折或病情较重的患者,应备有帆布中单和中单。

[实施]

平车运送法操作流程图

素质要求

↓

向患者解释并核对，患者了解操作 ← 核对、评估、解释 { 平车及车上配置；
过程及注意事项，愿意配合 带套的毛毯或棉被；
骨折患者：备木板垫于平车上；
颈椎腰椎骨折或病情较重者：备橡胶
备齐用物 —— 中单、中单 }

↓

安置患者身上导管→根据病情、体重 ← 患者准备 { 嘱患者自行移动至床边→平车紧靠床
确定搬运方法 边，大轮端靠床头→闸制动→协助
患者按上半身、臀部、下肢的顺序
挪动法 —— 依次向平车移动（图6-3） }

推平车至床尾，使平车头端与床尾成
钝角，闸制动→协助患者穿好衣服 { 推平车至床尾，使平车头端与床尾成
→护士一臂自患者近侧腋下伸入至 ← 一人搬运法 钝角，闸制动→协助患者穿好衣服
对侧肩部，另一臂伸入患者臀下， →护士甲、乙二人站患者同侧床旁
患者双臂过护士肩部→将患者放于 二人搬运法 —— →甲一手伸至患者头、颈、肩下，另
平车中央（图6-4） 一手至腰部下→护士乙一手伸至患
者臀部下，一手至膝部下→两人同
推平车至床尾，使平车头端与床尾成 ← 三人搬运法 时抬起患者放于平车中央（图6-5） }
钝角，闸制动→协助患者穿好衣服
→护士甲、乙、丙三人站患者同侧床
旁→甲一手伸至患者头、颈、肩下， { 患者腰臀下垫帆布中单→平车紧靠床
另一手至胸背部→乙一手托住患者 四人搬运法 —— 边，大轮端靠床头→护士甲站床头
腰部，另一手至臀下→丙一手托患 托住患者头、颈、肩部→乙站床尾
者膝部，一手置小腿处→三人同时 托住患者两腿→丙、丁二人分别站
抬起患者放于平车中央（图6-6） 于病床及平车两侧，紧紧抓住帆布

整理床单位→搬运后，松开平车制动 ← 推送患者 中单四角→四人同时抬起患者放于
闸推送患者→随时观察病情变化 平车中央（图6-7） }

整理 —— { 将平车推回原处 }

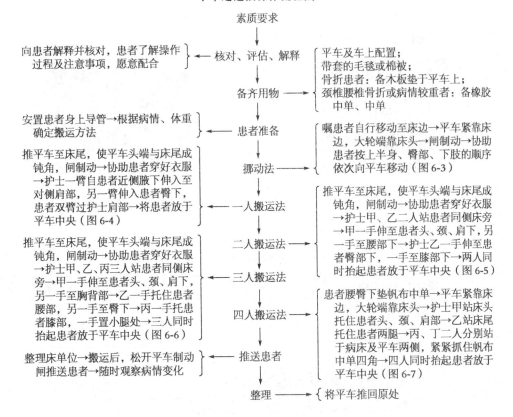

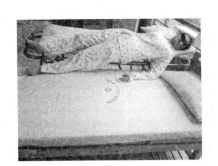

图6-3 挪动法

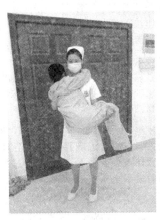

图6-4 一人搬运法

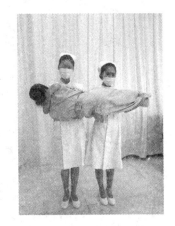

图6-5 二人搬运法

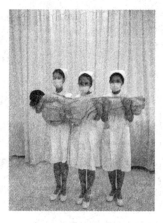

图 6-6 三人搬运法

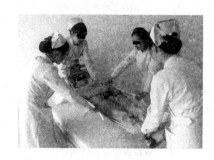

图 6-7 四人搬运法

[评价]

<h3 align="center">操作评分表</h3>

项　目		项目总分	要　求	标准分	实际得分	备注
评估		5	患者一般情况	1		
			患者的认知反应	1		
			平车性能是否完好	3		
操作前准备		5	环境宽敞,便于操作	1		
			患者知晓运送过程,并愿意配合	1		
			操作者衣帽整齐,根据患者情况决定搬运人数	2		
			准备平车,按需备木板、帆布中单和中单	1		
操作过程	安全与舒适	5	安置好患者身上导管	3		
			患者体位正确、舒适,注意保暖	1		
			协助患者穿好衣服	1		
	挪动法	15	嘱患者自行移动至床边	3		
			平车紧靠床边,大轮端靠床头,闸制动	6		
			协助患者按上半身、臀部、下肢的顺序依次向平车移动	6		
	一人搬运	15	车至床尾,使平车头端与床尾成钝角,闸制动	4		
			护士一臂自患者近侧腋下伸入至对侧肩部,另一臂伸入患者臀下,患者双臂过护士肩部	8		
			将患者放于平车中央	3		
	二人搬运	15	平车至床尾,使平车头端与床尾成钝角,闸制动	4		
			护士甲、乙二人站患者同侧床旁	3		
			两人手法正确,同时抬起患者放于平车中央	8		
	三人搬运	15	平车至床尾,使平车头端与床尾成钝角,闸制动	4		
			护士甲、乙、丙三人站患者同侧床旁	3		
			三人手法正确,同时抬起患者放于平车中央	8		
	四人搬运	15	患者腰臀下垫帆布中单	4		
			平车紧靠床边,大轮端靠床头	3		
			四人手法正确,同时抬起患者放于平车中央	8		

续表

项　目	项目总分	要　求	标准分	实际得分	备注
操作后处理	5	整理床单位 将平车推回原处	3 2		
评价	5	护士态度和蔼 动作轻巧、正确	2 3		
总分	100				

能 力 检 测

[A₁ 选择题]

1. 住院处为患者办理入院手续的主要依据是什么
   A. 门诊病历　　　　　　　　　　　B. 单位介绍信
   C. 住院证　　　　　　　　　　　　D. 医保卡
   E. 转院证明

2. 患者出入院时间应写在体温单的温度为多少
   A. 35℃以下　　　　　　　　　　　B. 38～40℃之间
   C. 36～38℃之间　　　　　　　　　D. 40～42℃之间
   E. 42℃以上

3. 急性胃穿孔急诊手术患者入院时,住院处护士应怎么做
   A. 测量生命体征　　　　　　　　　B. 办理入院手续
   C. 建立静脉通路　　　　　　　　　D. 护送入病区
   E. 立即送手术室进行手术

4. 护送患者入病区时,下列不妥的是哪一项
   A. 能步行的患者自行去病区　　　　B. 不能行走的患者用轮椅护送去病区
   C. 护送时注意保暖　　　　　　　　D. 危重患者用平车护送去病区
   E. 轮椅、平车护送要注意安全

5. 患者出院后的护理工作下列哪一项是错误的
   A. 注销各种卡片　　　　　　　　　B. 注销所用的治疗、护理执行单
   C. 处理床单位　　　　　　　　　　D. 填写出院患者登记本
   E. 按要求整理病历,由病区保存

6. 搬运颈椎骨折患者时错误的是哪一种方法
   A. 患者仰卧　　　　　　　　　　　B. 颈下垫小枕
   C. 采用三人搬运法　　　　　　　　D. 保持头颈中立位
   E. 头颈两侧用衣物加以固定

7. 平车运送法下列注意事项正确的是哪一项
   A. 车速要快　　　　　　　　　　　B. 暂停一切治疗措施
   C. 骨折患者,车上需垫棉被　　　　D. 上下坡时大轮端位于高位
   E. 推车时护士站于小轮端

8. 四人搬运患者时,平车与床的位置是哪一项

    A. 平车头端与床尾呈钝角   B. 平车头端与床头呈钝角

    C. 平车头端与床尾呈锐角   D. 平行靠紧

    E. 平车头端与床头呈锐角

9. 扶助患者上下轮椅时,不妥的是哪一项

    A. 轮椅推至床旁,椅背与床头平齐   B. 扶患者坐起,穿好鞋袜

    C. 协助患者将脚放于踏板上   D. 嘱患者不可前倾或自行下轮椅

    E. 嘱患者手扶轮椅扶手,尽量靠后坐稳

[A₂ 选择题]

10. 患者周某,女性,15 岁。因怀疑甲型肝炎而入院治疗,卫生处置的正确方法是什么

    A. 理发   B. 沐浴

    C. 更衣   D. 灭虱蚤

    E. 送隔离室处置

11. 患者苏某,男性,45 岁。因下肢粉碎性骨折急送手术室手术,在为其准备麻醉床时,做了错误的措施是什么

    A. 第一条橡胶单和中单距床头 45～50cm   B. 第二条橡胶单和中单平齐床头

    C. 盖被扇形三折于背门侧床边   D. 麻醉护理盘放于床旁桌上

    E. 椅子放于扇形三折盖被同侧

[名词解释]

1. 入院护理

2. 出院护理

[简答题]

1. 简述"急诊患者"的入院护理工作。

2. 简述四人搬运法 4 名护士所站的位置及所托患者的部位。

[论述题]

    李某,女性,35 岁。因由高处坠落后急诊入院,诊断为多发性骨折伴休克,需立即手术治疗。现给予吸氧、静脉输液,护士在平车运送中应注意些什么?

(张 默)

项目七 医院感染的预防与控制

任务一 无 菌 技 术

[临床病例]

患者李某,男性,45岁,建筑工人。2天前酒后骑车途中摔伤,膝盖、肘部有多处开放性伤口,随即到门诊外科治疗,并注射破伤风抗毒素。今天来院复查并换药。护士如何准备换药用物?

[评估]

1. 操作区域宽敞、半小时内无打扫,无尘土飞扬,操作台清洁、平坦、干燥。

2. 无菌物品摆放合理,无菌包及容器外标签清楚,在有效期内。

3. 患者和工作人员均得到保护,未见交叉感染。

[计划]

1. 环境准备:宽敞明亮,三擦盘、台、车,符合无菌操作原则。

2. 患者准备:明确无菌操作重要性,有安全感,愿意配合。

3. 自身准备:衣帽整洁、修剪指甲,"6步洗手法"洗手,戴口罩。

4. 用物准备

(1) 治疗车上层:治疗盘,无菌储物槽及治疗碗,无菌持物钳及罐,无菌镊子及罐,无菌棉球及罐,无菌生理盐水、弯盘、滑石粉(图7-1)。

(2) 治疗车抽屉内:无菌包、无菌手套包(图7-1)。

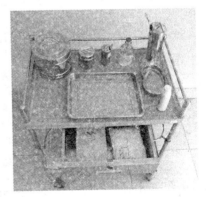

图7-1 无菌技术用物

[实施]

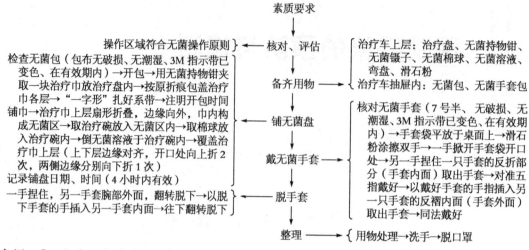

无菌技术操作流程图

素质要求

操作区域符合无菌操作原则} ← 核对、评估 ← {治疗车上层：治疗盘、无菌持物钳、无菌镊子、无菌棉球、无菌溶液、弯盘、滑石粉

检查无菌包（包布无破损、无潮湿、3M 指示带已变色、在有效期内）→ 开包 → 用无菌持物钳夹取一块治疗巾放治疗盘内 → 按原折痕包盖治疗巾各层 →"一字形"扎好系带 → 注明开包时间 → 备齐用物 → {治疗车抽屉内：无菌包、无菌手套包

铺巾 → 治疗巾上层扇形折叠，边缘向外，巾内构成无菌区 → 取治疗碗放入无菌区内 → 取棉球放入治疗碗内 → 倒无菌溶液于治疗碗内 → 覆盖治疗巾上层（上下层边缘对齐，开口处向上折 2 次，两侧边缘分别向下折 1 次）→ 铺无菌盘 → {核对无菌手套（7 号半、无破损、无潮湿、3M 指示带已变色、在有效期内）→ 手套袋平放于桌面上 → 滑石粉涂擦双手 → 一手掀开手套袋开口处 → 另一手捏住一只手套的反折部分（手套内面）取出手套 → 对准五指戴好 → 以戴好手套的手指插入另一只手套的反褶内面（手套外面）取出手套 → 同法戴好

记录铺盘日期、时间（4 小时内有效）→ 戴无菌手套

一手捏住，另一手套腕部外面，翻转脱下 → 以脱下手套的手插入另一手套内面 → 往下翻转脱下} ← 脱手套

整理 → {用物处理 → 洗手 → 脱口罩

参阅：①《洗手法》操作视频；②《无菌技术》操作视频

[评价]

操作评分表

项 目	项目总分	要 求	标准分	实际得分	备注
素质要求	6	服装鞋帽整齐、仪表大方	3		
		举止端庄,态度和蔼	3		
操作前准备	6	洗手,戴口罩	3		
		备齐用物放置合理	3		
无菌包使用	16	检查用物名称、灭菌日期及标记	3		
		开包:解开系带,再揭开左右两角及内角	3		
		取物用无菌钳,非无菌物不跨越无菌区	4		
		按原折痕包好无菌包	3		
		注明开包日期、时间,签名,无漏项	3		
无菌钳使用	10	取放钳:垂直闭合,不触及容器口缘、不触及液面以上内壁	5		
		钳端向下夹取无菌物品,用后即放回	5		
铺盘	16	治疗盘清洁、干燥	3		
		用无菌钳夹取无菌巾	4		
		捏无菌巾一端两角外面扇形折叠、无菌面向上	3		
		无菌物品放置合理,不跨越无菌区	3		
		边缘反折,折边外观整齐,保存 4 小时	3		
无菌容器使用	10	开盖内面向上,放稳妥	3		
		用毕即盖严,每周消毒	3		
		取无菌治疗碗托底部	2		
		非无菌物不跨越无菌区	2		

注：操作过程

项　目		项目总分	要　求	标准分	实际得分	备注
操作过程	倒取无菌溶液	10	查瓶签、药液质量	3		
			消毒、开瓶塞方法正确	2		
			倒液标签向上、冲洗瓶口、从原处倒出	3		
			盖瓶塞法正确，注明开瓶时间，24 小时有效	2		
	戴无菌手套	10	核对无菌手套包	2		
			滑石粉涂擦双手无飞扬	2		
			正确取出手套，戴手套方法正确、无污染	4		
			脱手套方法正确	2		
操作后		6	用物处理	6		
熟练程度		10	操作时间＜8 分钟	5		
			动作轻巧、准确、稳重，遵守无菌原则	5		
关键缺陷			查对不严、严重违反无菌操作原则判为不及格			
总分		100				

任务二　穿、脱隔离衣

[临床病例]

　　患者王某，男性，40 岁，公交车司机。因患甲型肝炎住传染病医院治疗。当护士为该患者进行静脉输液治疗时，如何避免自己被传染疾病和防止病菌扩散？

[评估]

　　1. 患者的病情、临床表现、治疗及护理情况。

　　2. 患者目前采取的隔离种类、隔离措施。

　　3. 患者及家属对相关知识的了解和掌握程度等。

[计划]

　　1. 环境准备：病室整洁、安静，符合肠道隔离要求。

　　2. 患者准备：了解隔离的目的、种类。

　　3. 自身准备：着装符合要求，戴圆帽，取下手表，卷袖过肘，洗手，戴口罩。

　　4. 用物准备（图 7-2）

　　（1）隔离衣（挂于衣架上）、消毒液及盆（放于治疗车上）。

　　（2）操作台上层：消毒手刷、消毒小毛巾、计时器、避污纸。

　　（3）操作台下层：污物桶（盆）2 个。

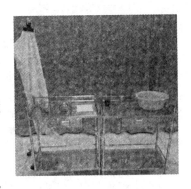

图 7-2　穿脱隔离衣用物

[实施]

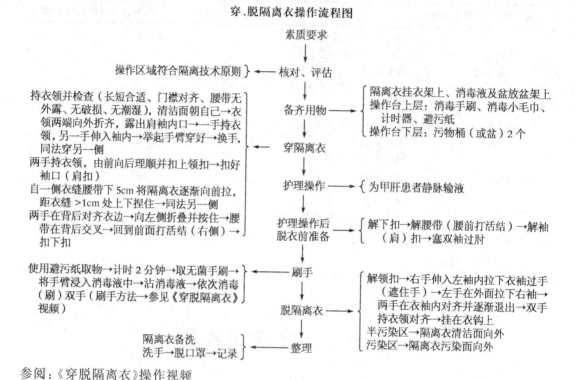

穿、脱隔离衣操作流程图

参阅:《穿脱隔离衣》操作视频

[附] 归纳要领口诀

1. 穿隔离衣:一左二右三伸手,四结领扣五扣袖(包括肩扣),六拉左七拉右,两面对齐向后抖,左手压右手折,带子系在腰前右,弯下身去扣下扣。

2. 脱隔离衣:一解下扣二松带,三解袖口(包括肩扣)塞双袖,四洗手,五解领(扣),内脱左外脱右,对准领边和衣袖,轻轻将衣挂上钩。

[评价]

操作评分表

项 目		项目总分	要 求	标准分	实际得分	备注
素质要求		6	服装鞋帽整洁(戴圆帽)、仪表大方	3		
			举止端庄、态度和蔼可亲	3		
操作前 准备		12	洗手,戴口罩,取下手表,卷袖过肘	4		
			备齐用物,放置合理	4		
			检查隔离衣	4		
操作 过程	穿隔 离衣	20	持衣、穿袖(一左、二右、三伸手)	4		
			系领、扣袖	4		
			系腰带、扣下扣	4		
			隔离概念明确	4		
			操作过程无污染	4		

续表

项　目		项目总分	要　求	标准分	实际得分	备注
操作过程	脱衣前准备	15	解下扣、松腰带	6		
			腰前打结	4		
			解袖口、塞双袖过肘	5		
	刷手	12	使用避污纸、计时	6		
			刷手、擦手	6		
	脱隔离衣	15	解领口	4		
			脱袖包手	4		
			双手退出	4		
			挂隔离衣,备用	3		
操作后		10	隔离衣备洗	5		
			洗手、记录	5		
熟练程度		10	操作时间<6分钟	5		
			动作轻巧、准确、稳重,遵守隔离原则	5		
关键缺陷			严重违反隔离原则判为不及格			
总分		100				

能　力　检　测

[A₁ 选择题]

1. 消毒是指什么
   - A. 杀灭所有的微生物
   - B. 杀灭病原微生物
   - C. 杀死芽孢
   - D. 减少细菌
   - E. 减少污染

2. 最有效的物理灭菌法是什么
   - A. 日光暴晒法
   - B. 煮沸消毒法
   - C. 高压蒸汽灭菌法
   - D. 紫外线照射法
   - E. 喷雾法

3. 关于医院内感染特征的正确说法是哪一项
   - A. 出院后发病患者不属于医院内感染的范畴
   - B. 一定是在患者住院期间遭受的感染
   - C. 感染和发病应同时发生
   - D. 陪护者是医院感染的主要对象
   - E. 以上都是

4. 防止交叉感染最重要的措施是什么
   - A. 无菌物品应放在清洁、干燥、固定处
   - B. 无菌物品应定期检查
   - C. 凡未经消毒的手和物品,不可跨越无菌区
   - D. 无菌操作前洗手、修剪指甲
   - E. 一份无菌物品只能供一位患者使用

5. 用甲醛进行熏蒸消毒时,需要加入的氧化剂是什么
   - A. 氯化钾
   - B. 高锰酸钾
   - C. 氢氧化钾
   - D. 溴化钾
   - E. 草酸钾

[A₂ 选择题]

6. 患者李某,男性,30 岁,破伤风患者,护士为患者更换敷料后,其处理方法是什么
   A. 过氧乙酸浸泡后清洗   B. 高压灭菌后再清洗
   C. 丢入污物桶后再集中处理   D. 日光下晒后清洗
   E. 焚烧处理

7. 护士小张,使用化学消毒剂消毒器械,以下哪一个因素不会影响化学消毒剂的效果
   A. 微生物种类   B. 温度和相对湿度
   C. 无机物质污染量   D. 消毒时间
   E. 消毒药物的有效浓度

8. 护士小李需配置0.1%苯扎溴铵溶液浸泡金属器械时,为防止生锈需加入什么
   A. 0.4%碳酸氢钠   B. 0.3%碳酸钠
   C. 0.3%氢氧化钠   D. 0.5%亚硝酸钠
   E. 0.5%氯化钠

[A₃ 选择题]

患者张某,女性,40 岁,因患乙型肝炎收入传染病病房接受治疗,现 ACT180U,食欲差,皮肤黄染,护士遵医嘱给予输液治疗。

9. 下列护士脱隔离衣不正确的方法是什么
   A. 先解腰带再解袖口   B. 洗手后先解领口
   C. 避免污染隔离衣的内面和衣领   D. 隔离衣挂在走廊时,污染面向外
   E. 隔离衣如脱下备洗时,清洁面向外

10. 护士用何种消毒液浸泡双手
    A. 70%乙醇   B. 2%碘酊
    C. 0.2%过氧乙酸   D. 0.2%苯扎溴铵
    E. 0.02%氯已定

11. 护士洗手时刷手的正确顺序是什么
    A. 前臂、腕部、手背、手掌、指缝、指甲   B. 手指、手背、手掌、腕部、前臂
    C. 前臂、手、手腕、指甲   D. 手掌、腕部、手指、前臂
    E. 腕部、前臂、手

[名词解释]

1. 医院内感染
2. 隔离

[简答题]

进行无菌操作时应遵守哪些原则?

[综合应用题]

患者王某,女性,51岁,诊断为肝炎后肝硬化腹水,实验室检查乙肝表面抗原阳性,作为她的责任护士,请制订出主要的隔离措施。

（王　琰）

项目 八 舒适与卧位

任务一 变换卧位法

[临床病例]

患者李某,女性,62岁,2天前接受了全子宫切除术,半卧位,主诉伤口疼痛、躺卧不适。护士该如何协助该患者变换卧位,预防压疮?

[评估]

1. 患者病情、体重、治疗情况,以及需要更换卧位的原因。
2. 患者意识状态,生命体征,病患部位,有无固定、牵引等情况。
3. 患者及家属对将采取卧位的接受程度、配合能力等。

[计划]

1. 环境准备:病室整洁、安静,温、湿度适宜。
2. 患者准备:了解变换卧位的目的,愿意配合。
3. 自身准备:衣帽整洁、洗手、戴口罩,根据情况选择操作人数。
4. 用物准备:根据需要备床档、软枕等。

[实施]

1. 协助患者翻身侧卧

协助患者翻身侧卧操作流程图

素质要求

核对、解释→取得配合 } ←── 核对、评估

根据需要备床档、软枕等
固定床轮→松盖被→妥善安置 } ←── 操作前准备
输液装置及导管

放平床头支架→助患者取屈膝 } ←── 协助患者
仰卧位（双手放于腹部） 平卧

协助患者
翻身侧卧

一人协助法：将患者肩部、臀
部移至护士侧床缘（先移肩
→再移臀部和下肢）→一手
托肩，另一手扶膝，助患者
翻身背向护士→垫软枕
两人协助法：两人站在病床同
一侧→一人托住患者的颈肩
部和腰部→另一人托住患者
臀部和腘窝→两人同时将患
者抬起移向近侧（图8-1）→
两人分别扶患者的肩、腰、
臀和膝部轻推→使患者转向
对侧（图8-2）→垫软枕

平整被褥→助患者体位舒适 } ←── 整理床单位

翻身时间和皮肤状况 } ←── 记录

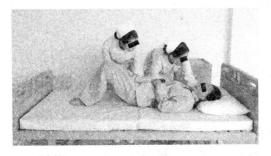

图 8-1 两人协助患者移向近侧

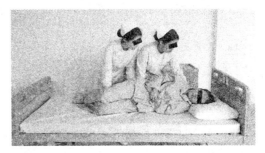

图 8-2 两人协助患者转向对侧

2. 协助患者移向床头

协助患者移向床头操作流程图

素质要求

核对、解释→取得配合 } ←── 核对、评估

根据需要备床档、软枕等
固定床轮→松盖被→妥善安置 } ←── 操作前准备
输液装置及导管

放平床头支架→助患者取屈膝 } ←── 协助患者
仰卧位→软枕横立于床头 平卧

协助患者
移向床头

一人协助法：患者仰卧屈膝→
双手抓住床头栏杆→护士一
手托肩部，一手扶臀部→抬
起患者，同时嘱患者脚蹬床
面→挺身上移向床头→垫软
枕于头下
两人协助法：患者仰卧屈膝→
护士分别站在床的两侧→交
叉托住患者肩、颈部和臀部
→或一人托住肩及腰→一人
托住臀及腘窝→两人同时抬
起患者移向床头→垫软枕于
头下

平整被褥→助患者体位舒适 } ←── 整理床单位

翻身时间和皮肤状况 } ←── 记录

[评价]

1. 患者感觉安全、舒适,无并发症发生。

2. 护士动作轻稳、协调,护患沟通有效,患者配合。

任务二 保护具的应用

[临床病例]

患儿赵某,男性,5岁,因急性肠炎、电解质紊乱住院治疗。护士进行静脉输液时,常因其哭闹、抓拽,导致穿刺失败。为保证正常治疗及护理,应对患儿采取哪些护理措施?

[评估]

1. 患者的病情、年龄、意识、生命体征、肢体活动等情况。

2. 患者和家属对使用保护具的接受及配合程度。

[计划]

1. 环境准备:病室整洁、安静,温、湿度适宜。

2. 患者准备:了解使用保护具的必要性,愿意配合。

3. 自身准备:衣帽整洁、洗手,戴口罩。

4. 用物准备:根据需要备床档、约束带(图8-3~图8-5)、支被架、棉垫等。

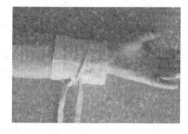 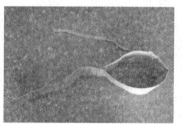 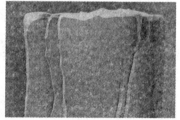

图 8-3　腕部约束带　　　　图 8-4　肩部约束带　　　　图 8-5　膝部约束带

[实施]

1. 使用床档(防坠床)

(1)多功能床档:使用时插在床缘两侧,不用时插在床尾。必要时还可垫在患者的胸背部,做体外心脏按压时使用。

(2)半自动床档:可按需升降,不用时可固定于床缘两侧。

(3)木杆床档:使用时需妥善固定于两侧床缘。床档中间可安装活动门,使用时打开,用毕关好,方便护理操作。

2. 使用约束带:用于保护躁动或精神异常患者,限制其身体或肢体活动,避免误伤。宽绷带约束常用于固定腕部和踝部;肩部约束带、膝部约束带、支被架等保护具,可针对不同患者所需要的保护适当选用。

使用约束带应注意：①维护患者自尊，用前先向患者和家属解释清楚；②只适宜短期应用，注意患者卧位舒适，肢体置于功能位；③在约束部位放棉垫衬托，松紧以能伸入1～2指为宜，定时放松，观察约束肢体末梢血液循环，发现异常及时处理；④及时记录使用保护具的原因、时间、病情、效果等。

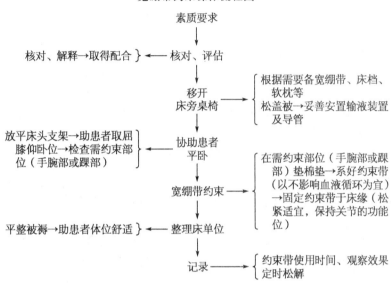

宽绷带约束操作流程图

[评价]

1. 患者感觉安全、舒适，未发生意外损伤。

2. 定时松解约束带，协助患者翻身活动，无并发症发生。

能 力 检 测

[A₁选择题]

1. 下列哪一项不是舒适的感觉

    A. 没有疼痛   B. 没有焦虑

    C. 没有忧愁   D. 轻松自在

    E. 十分欣快

2. 患者灌肠时应采取的卧位是哪一种

    A. 膝胸卧位   B. 侧卧位

    C. 截石位   D. 俯卧位

    E. 仰卧位

3. 盆腔炎患者取半坐卧位的目的是什么

    A. 减少局部出血   B. 减少炎症的扩散和毒素的吸收

    C. 使静脉回流量减少   D. 有利于呼吸

E. 减轻肺部淤血

4. 肩部约束带主要限制患者何种活动

    A. 头部活动　　　　　　　　　　　B. 肩部活动

    C. 上肢活动　　　　　　　　　　　D. 下肢活动

    E. 坐起

5. 预防患者自伤或伤人的防护用具是什么

    A. 约束带　　　　　　　　　　　　B. 悬吊带

    C. 棉圈　　　　　　　　　　　　　D. 床档

    E. 枕头

[A₂选择题]

6. 患者李某,女性,30岁,下叶肺脓肿,护士为其进行体位引流时,应安置的体位是什么位

    A. 头高足低位　　　　　　　　　　B. 头低足高位

    C. 侧卧位　　　　　　　　　　　　D. 俯卧位

    E. 膝胸卧位

7. 患者张某,女性,32岁,妊娠32周,产前检查时,发现为臀先露胎位,护士应指导其采取何种措施

    A. 头低足高位　　　　　　　　　　B. 头高足低位

    C. 膝胸卧位　　　　　　　　　　　D. 截石位

    E. 屈膝仰卧位

8. 患者林某,男性,32岁,因车祸颈椎骨折伴全身多处损伤而入院,护士为其翻身的正确方法是什么

    A. 翻身时不可放松颅骨牵引　　　　B. 若有敷料脱落,应先翻身后换药

    C. 有较多伤口渗出时,先翻身,后换药　　D. 先搬双下肢,再将上身移向床缘

    E. 护士轻轻将患者转向,侧面对护士

[A₃选择题]

  患者王某,男性,30岁,有机磷农药中毒,神志不清,躁动不安,急诊收住院。

9. 应静脉输液,需用宽绷带限制患者手腕的活动,宽绷带应打什么结

    A. 方结　　　　　　　　　　　　　B. 滑结

    C. 双套结　　　　　　　　　　　　D. 单套结

    E. 外科结

10. 使用保护具时,不正确的操作是哪一种

    A. 使用前向家属解释目的及方法　　B. 安置舒适卧位并经常更换

    C. 宽绷带用于手腕及踝部固定　　　D. 系紧约束带,定期做按摩

    E. 床档必须两侧同时使用

11. 使用宽绷带约束时,应重点观察什么

    A. 局部皮肤颜色　　　　　　　　　B. 约束带是否太松

    C. 卧位是否舒适　　　　　　　　　D. 神志是否清楚

E. 衬垫是否垫好

[名词解释]

1. 被迫卧位
2. 舒适

[简答题]

简述评估疼痛患者的主要内容。

[论述题]

患者李某,女性,50 岁,因急性胆囊炎而入院手术,手术后置有"T"管引流。

请问:(1)术后第 2 天应帮助患者采取什么卧位?

(2)采取此卧位的目的是什么?

(王 瑛)

项目九 清洁与护理

任务一 口腔护理

[临床病例]

患者张某,男性,52 岁,工人,发热 39℃ 数天,口腔异味,不思进食。

护理体格检查:神志清楚,T 37.6℃,P 86 次/分,R 18 次/分,BP 100/70mmHg,病情稳定,护士根据此情况计划为患者实施口腔护理,以增进舒适感,促进食欲。

[评估]

1. 评估患者的病情、意识状态、生命体征及心理状态。

2. 口腔情况,包括口唇、口腔黏膜、牙、牙龈、舌苔、口腔气味等。

3. 患者的心理状态与合作程度。

[计划]

1. 环境准备:环境宽敞、光线充足或有足够的照明。

2. 患者准备:了解口腔护理的目的和方法,取舒适体位。

3. 自身准备:衣帽整洁、修剪指甲,洗手、戴口罩,熟悉口腔护理的操作程序。

4. 用物准备[图 9-1(1),(2)]

(1) 治疗盘内备:口腔护理包 1 个内有(治疗碗 1 个、弯盘 1 个、弯血管钳 1 把、镊子 1 把、压舌板 2 个、治疗巾 1 块、棉球 16~18 个)、漱口杯(盛水)、吸水管 1 根,以及口腔外用药如锡类散、西瓜霜、冰硼散、制霉菌素甘油、新霉素、液状石蜡等。手电筒 1 个。昏迷患者另备:张口器 1 个。

(2) 治疗盘外备:常用口腔漱口液、无菌持物钳、弯盘等。

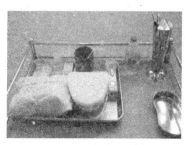

(1) 口腔护理用物

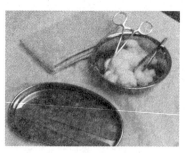

(2) 口腔护理包内用物

图 9-1

[实施]

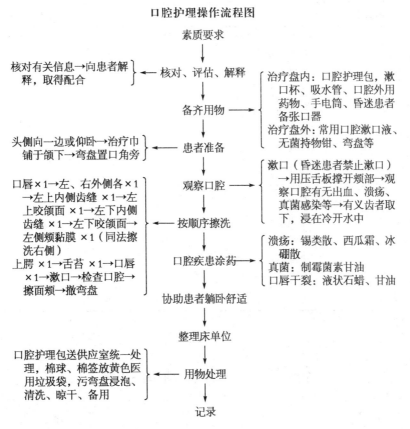

口腔护理操作流程图

素质要求

核对有关信息→向患者解释，取得配合 ← 核对、评估、解释 → 治疗盘内：口腔护理包，漱口杯、吸水管、口腔外用药物、手电筒、昏迷患者备张口器
治疗盘外：常用口腔漱口液、无菌持物钳、弯盘等

备齐用物

头侧向一边或仰卧→治疗巾铺于颌下→弯盘置口角旁 ← 患者准备

观察口腔 → 漱口（昏迷患者禁止漱口）→用压舌板撑开颊部→观察口腔有无出血、溃疡、真菌感染等→有义齿者取下，浸在冷开水中

口唇×1→左、右外侧各×1→左上内侧齿缝 ×1→左上咬颌面 ×1→左下内侧齿缝 ×1→左下咬颌面→左侧颊黏膜×1（同法擦洗右侧） ← 按顺序擦洗
上腭 ×1→舌苔 ×1→口唇×1→漱口→检查口腔→擦面颊→撤弯盘

口腔疾患涂药 → 溃疡：锡类散、西瓜霜、冰硼散
真菌：制霉菌素甘油
口唇干裂：液状石蜡、甘油

协助患者躺卧舒适

整理床单位

口腔护理包送供应室统一处理，棉球、棉签放黄色医用垃圾袋，污弯盘浸泡、清洗、晾干、备用 ← 用物处理

记录

参阅:《口腔护理》操作视频

[评价]

操作评分表

项　目		项目总分	要　求	标准分	实际得分	备注
素质要求		5	服装鞋帽整齐	2		
			举止端庄,态度和蔼	3		
评估		6	了解病情、自理能力、合作程度	2		
			与患者沟通语言恰当、态度和蔼	2		
			正确评估口腔情况	2		
操作前准备		6	自身准备,洗手、戴口罩	3		
			备齐用物,放置合理	3		
操作过程	患者准备	10	核对、解释,安置体位,头偏向一侧	5		
			颌下铺巾、置弯盘	5		
	观察口腔	12	漱口（昏迷者禁用）,正确使用压舌板、撑开	4		
			口腔观察方法须正确	4		
			义牙处理方法正确（口述）	4		

续表

项 目		项目总分	要 求	标准分	实际得分	备注
操作过程	擦洗口腔	35	夹取及绞干棉球方法正确,湿度适宜	5		
			擦洗方法顺序正确	25		
			观察患者反应	5		
	协助躺卧	6	漱口、观察口腔	3		
			擦干面颊部	3		
	疾患涂药	6	溃疡涂药	2		
			真菌涂药	2		
			口唇干裂涂药	2		
操作后		8	妥善安置患者、整理床单位	2		
			用物处理正确	2		
			询问患者感受	2		
			洗手,正确记录	2		
评价		6	动作轻巧、正确,口腔无异味	3		
			关爱患者,治疗性沟通有效	3		
总分		100				

任务二　身体清洁护理

一、皮肤护理

[临床病例]

患者张某,男性,62 岁,工人,慢性支气管炎多年,近 1 周发热 38.8℃,食欲不佳,体弱无力,卧床不起。

护理体格检查:神志清楚,T 37.8℃,P 83 次/分,R 20 次/分,BP 110/70mmHg,病情稳定,皮肤污垢、有异味。护士根据此情况计划为患者实施床上擦浴,以增进舒适感,预防并发症。

[评估]

1. 评估患者的病情、意识状态、生命体征及心理状态。

2. 皮肤的清洁状况,有无异常改变。

3. 患者的心理状态与合作程度。

[计划]

1. 环境准备:环境宽敞,光线充足,室温调节至 24～26℃。

2. 患者准备:了解床上擦浴目的和方法,取舒适体位,贵重物品妥善存放。

3. 自身准备:着装符合操作要求,修剪指甲,洗手、戴口罩,熟悉皮肤护理操作程序。

4. 用物准备(图 9-2)

(1)治疗车上层:护理篮(内有:小剪刀、梳子、50%乙醇、棉签等),毛巾 2 条、浴巾、浴皂或沐浴液、清洁衣裤、被套、大单、枕套等。

(2)治疗车下层:脸盆(2 个)、热水桶,水温 50～52℃、污水桶。

(3)其他:必要时屏风遮挡。

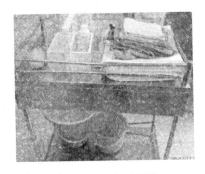

图 9-2 床上擦浴用物

[实施]

床上擦浴操作流程图

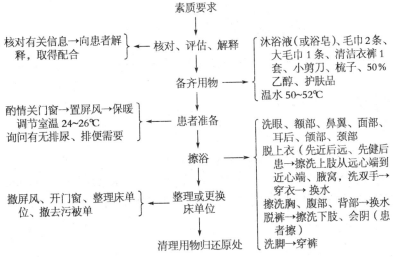

[评价]

操作评分表

项　目		项目总分	要　求	标准分	实际得分	备注
素质要求		5	服装鞋帽整齐	2		
			举止端庄,态度和蔼	3		
评估		5	了解病情、自理能力、合作程度	2		
			与患者沟通语言恰当、态度和蔼	2		
			耐心解释操作及配合方法	1		
操作前准备		5	备齐用物,放置合理	3		
			调节室温、水温	2		
操作过程	患者准备	10	环境安排合理(关门窗、置屏风)	3		
			认真核对,注意安全	4		
			患者体位正确、舒适,注意保暖	3		

续表

项 目		项目总分	要 求	标准分	实际得分	备注
操作过程	擦洗	58	水温适宜,适时换水	6		
			擦洗部位、顺序正确,手法正确,保暖措施恰当(注意皮肤皱褶处清洁、检查皮肤完整性)	20		
			穿脱衣裤方法正确	10		
			擦浴后协助患者剪指甲、趾甲、梳头	6		
			不弄湿床单、注意保暖	8		
			随时观察病情,及时给予恰当处理	8		
操作后		10	整理床单位	4		
			嘱咐有关事项	3		
			清理用物	3		
评价		7	动作轻巧、正确、稳重、安全	4		
			关爱尊重患者,治疗性沟通有效	3		
总分		100				

二、头发护理

[临床病例]

患者 李某,女性,42岁,职员,大手术后卧床数天。

护理体格检查:神志清楚,T 36.8℃,P 83 次/分,R 18 次/分,BP 100/70mmHg,头发粘结、污垢。护士根据此情况计划为患者实施头发护理,以增进舒适感。

[评估]

1. 评估头发:长度、弹性、清洁情况、颜色、有无头虱等。

2. 评估头皮是否油腻,有无瘙痒、破损、感染等。

3. 评估患者病情、自理能力及合作程度。

[计划]

1. 环境准备:环境安全,保暖,调节室温 22~26℃。

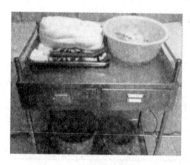

图 9-3 床上洗头用物

2. 患者准备:了解床上洗头的目的、方法、注意事项和配合要点。

3. 自身准备:衣帽整洁、修剪指甲,洗手、戴口罩。

4. 用物准备(图 9-3)

(1)治疗盘内备:大、小橡胶单,浴巾,毛巾,别针,纱布,棉球(以不吸水棉球为宜),量杯,洗发液,30%乙醇,纸袋,梳子。

(2)治疗盘外备:橡胶马蹄形或自制马蹄形、水壶(内盛43~45℃温水)、脸盆、污水桶,需要时备电吹风。

[实施]

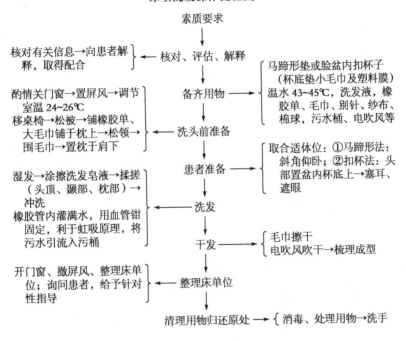

床上洗发操作流程图

[评价]

操作评分表

项　目		项目总分	要　求	标准分	实际得分	备注
素质要求		6	服装鞋帽整齐	3		
			举止端庄,态度和蔼	3		
评估		6	了解病情、自理能力、合作程度	3		
			头发、头皮清洁情况,有无感染、头虱	3		
操作前准备		6	备齐用物,放置合理	3		
			调节室温、水温	3		
操作过程	患者准备	12	核对、解释、保护床单位不沾湿	6		
			体位正确、舒适,遮眼、塞耳	6		
	洗发	30	试水温,洗头方法、顺序合理	6		
			头发清洗彻底	6		
			患者体位舒适,减少疲劳	6		
			注意观察病情	6		
			操作中眼、耳无进水	6		
	干发	18	撤除洗发用物,擦净面部	6		
			及时擦干或吹干头发	6		
			梳理头发方法正确	6		
操作后		12	整理床单位,患者清洁舒适	4		
			询问患者感觉,给予针对性指导	4		
			清理用物	4		

续表

项　目	项目总分	要　　求	标准分	实际得分	备注
评价	10	处理用物正确 关爱患者,治疗性沟通有效	5 5		
总分	100				

三、背部按摩

[临床病例]

患者 林某,男性,43 岁,施工时不慎从高处坠落,造成脊椎损伤、截瘫,生活不能自理。

护理体格检查:神志清楚,T 37.0℃,P 80 次/分,R 18 次/分,BP 106/70mmHg,背部皮肤受压、发红。护士根据此情况计划为患者实施背部按摩,以预防压疮。

[评估]

1. 评估患者的病情、意识状态、卧床时间、卧位、皮肤的状况。

2. 患者肢体活动能力、自理能力。

3. 患者的心理状态和合作程度。

[计划]

1. 环境准备:环境宽敞、光线充足或有足够的照明。

2. 患者准备:了解背部按摩的目的和方法,取舒适体位。

3. 自身准备:衣帽整洁、修剪指甲,洗手、戴口罩。

4. 用物准备(图 9-4):清洁衣裤、毛巾、浴巾、润滑剂、50%乙醇、脸盆(内盛 50～52℃水)、屏风(必要时)。

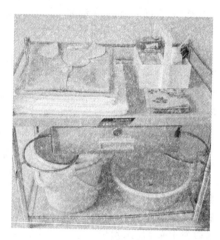

图 9-4　背部按摩用物

[实施]

背部按摩操作流程图

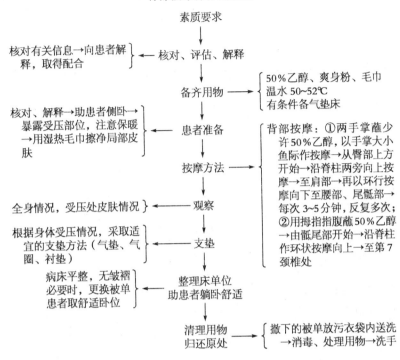

素质要求

核对有关信息→向患者解 ← 核对、评估、解释
释，取得配合

备齐用物 → ⎰ 50%乙醇、爽身粉、毛巾
　　　　　　 ⎱ 温水 50~52℃
　　　　　　 ⎱ 有条件备气垫床

核对、解释→助患者侧卧→
暴露受压部位，注意保暖 ← 患者准备
→用湿热毛巾擦净局部皮
肤

按摩方法 → ⎰ 背部按摩：①两手掌蘸少
　　　　　　　许50%乙醇，以手掌大小
　　　　　　　鱼际作按摩→从臀部上方
　　　　　　　开始→沿脊柱两旁向上按
　　　　　　　摩→至肩部→再以环行按
全身情况，受压处皮肤情况 ← 观察 　摩向下至腰部、尾骶部→
　　　　　　　每次 3~5 分钟，反复多次；
根据身体受压情况，采取适 　　②用拇指指腹蘸50%乙醇
宜的支垫方法（气垫、气 ← 支垫 　→由骶尾部开始→沿脊柱
圈、衬垫） 　　　　　　　作环状按摩向上→至第7
　　　　　　　颈椎处

病床平整，无皱褶 　　　整理床单位
必要时，更换被单 ← 助患者躺卧舒适
患者取舒适卧位

清理用物 → ⎰ 撤下的被单放污衣袋内送洗
归还原处 　⎱ →消毒、处理用物→洗手

[评价]

操作评分表

项　目		项目总分	要　求	标准分	实际得分	备注
素质要求		4	服装鞋帽整齐	2		
			举止端庄，态度和蔼	2		
评估		6	了解病情、自理能力、合作程度	2		
			与患者沟通语言恰当、态度和蔼	2		
			耐心解释操作及配合方法	2		
操作前准备		5	自身准备	3		
			备齐用物，放置合理	2		
操作过程	患者准备	10	核对、解释目的、方法，了解病情	5		
			关门窗，屏风遮挡	5		
	按摩	50	助患者侧卧位或俯卧位	5		
			脱衣、铺巾、保暖	5		
			全背按摩顺序正确	10		
			手掌蘸50%乙醇按摩手法正确	10		
			每次 3~5 分钟，反复多次	10		
			拇指蘸50%乙醇，受压局部按摩正确	10		
操作后		15	清扫、整理床单位	5		
			帮助患者取舒适卧位	5		
			询问患者反应，给予相关健康指导	5		

续表

项　目	项目总分	要　求	标准分	实际得分	备注
评价	10	动作轻巧、稳重、正确,注意节力原则 关爱患者,治疗性沟通有效	5 5		
总分	100				

任务三　卧床患者更单

[临床病例]

　　患者胡某,女性,64 岁,工人,因脑卒中偏瘫入住神经内科病房。晨间护理时,发现患者床单被尿浸湿,为使患者清洁、舒适,护士计划为患者实施"卧床更单法",以预防并发症。

[评估]

　　1. 患者的病情、意识状态、活动能力。

　　2. 病室温度,患者床单位的整洁程度。

　　3. 同病室内患者的治疗、进餐或休息状况如何? 是否会受到影响?

[计划]

　　1. 环境准备:同病室内无人进餐或进行治疗。酌情关门窗,调节室温 18～22℃,光线充足。

　　2. 患者准备:了解更换床单位的目的、方法、注意事项及配合要点。

　　3. 自身准备:衣帽整洁、修剪指甲,洗手、戴口罩。

　　4. 用物准备:大单、按需备中单、被套、枕套、浸有消毒液的扫床巾(或床刷及床刷套)、清洁衣裤、便器及便器巾(图 9-5)。

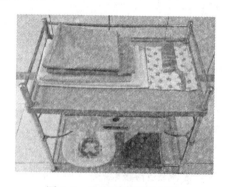

图 9-5　卧床患者更单用物

[实施]

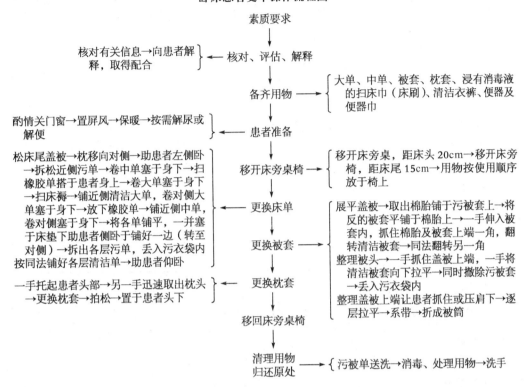

卧床患者更单操作流程图

素质要求

核对有关信息→向患者解释，取得配合 ← 核对、评估、解释

备齐用物 ⟶ ⎰大单、中单、被套、枕套、浸有消毒液的扫床巾（床刷）、清洁衣裤、便器及便器巾

酌情关门窗→置屏风→保暖→按需解尿或解便 ← 患者准备

移开床旁桌椅 ⟶ 移开床旁桌，距床头20cm→移开床旁椅，距床尾15cm→用物按使用顺序放于椅上

松床尾盖被→枕移向对侧→助患者左侧卧→拆松近侧污单→卷中单塞于身下→扫橡胶单搭于患者身上→卷大单塞于身下→扫床褥→铺近侧清洁大单，卷对侧大单塞于身下→放下橡胶单→铺近侧中单，卷对侧塞于身下→将各单铺平，一并塞于床垫下助患者侧卧于铺好一边（转至对侧）→拆出各层污单，丢入污衣袋内按同法铺好各层清洁单→助患者仰卧 ← 更换床单

更换被套 ⟶ 展平盖被→取出棉胎铺于污被套上→将反的被套平铺于棉胎上→一手伸入被套内，抓住棉胎及被套上端一角，翻转清洁被套→同法翻转另一角

整理被头→一手抓住盖被上端，一手将清洁被套向下拉平→同时撤除污被套→丢入污衣袋内

一手托起患者头部→另一手迅速取出枕头→更换枕套→拍松→置于患者头下 ← 更换枕套

整理盖被上端让患者抓住或压肩下→逐层拉平→系带→折成被筒

移回床旁桌椅

清理用物归还原处 ⟶ ⎰污被单送洗→消毒、处理用物→洗手

[评价]

操作评分表

项　　目		项目总分	要　　求	标准分	实际得分	备注
素质要求		5	服装鞋帽整齐	2		
			举止端庄，态度和蔼	3		
评估		6	了解病情、自理能力、合作程度	2		
			与患者沟通语言恰当、态度和蔼	2		
			耐心解释操作及配合方法	2		
操作前准备		6	备齐用物、放置合理、温度适宜	3		
			了解病情、排泄准备、放平床头、酌情遮挡	3		
操作过程	更换床单	35	松床尾盖被、翻身、移动患者方法正确	5		
			按序松开中单、橡胶单、大单	8		
			逐层湿式扫床	8		
			各单放置正确、中线齐	4		
			污单取出方法正确	4		
			床单平、紧、整	6		

续表

项　目	项目总分	要　求	标准分	实际得分	备注
操作过程	更换被套 28	更换方法正确、棉胎不接触患者	6		
		被套内外无皱褶、头端不空虚	6		
		被筒高度适宜,中线正	6		
		两侧被筒齐床沿	3		
		被尾整齐、美观	4		
		关心患者、注意保暖	3		
	更换枕套 6	两角充实、平紧、拍松枕芯	3		
		枕头放置正确,开口背门	3		
操作后	8	移回桌椅、整理床单位,必要时摇高床头	2		
		询问患者感受,针对性指导	3		
		污单处理正确	3		
评价	6	动作轻巧、正确	3		
		稳重、熟练	3		
总分	100				

能 力 检 测

[A₁ 选择题]

1. 下列需要做特殊口腔护理的患者是
    A. 消化不良　　　　　　　　　　　B. 昏迷
    C. 胃炎　　　　　　　　　　　　　D. 糖尿病
    E. 肺脓肿

2. 患者的活动义齿取下刷洗后,应放于何处
    A. 70%乙醇中　　　　　　　　　　B. 84 消毒液中
    C. 冷开水中　　　　　　　　　　　D. 苯扎溴铵中
    E. 热开水中

3. 活动义齿的护理,下列哪一项是错误的
    A. 取下义齿,用冷水刷洗　　　　　B. 佩戴义齿,有助于维持良好的口腔外观
    B. 暂不用时,浸于清水中保存　　　D. 晚上义齿放水杯中,每日换水一次
    E. 每日煮沸消毒一次

4. 有关口腔护理的目的,描述不正确的是哪一项
    A. 清洁口腔　　　　　　　　　　　B. 预防疾病
    C. 祛除口臭　　　　　　　　　　　D. 清除口腔内的一切细菌
    E. 观察口腔黏膜

5. 可作为漱口溶液的是哪一种
    A. 4%~5%硼酸溶液　　　　　　　B. 0.2%~0.3%过氧化氢溶液
    C. 1%~4%碳酸氢钠溶液　　　　　D. 0.002%呋喃西林溶液
    E. 1%醋酸溶液

6. 1%～3%过氧化氢溶液用于口腔护理的作用是什么

    A. 除臭   B. 广谱抗菌

    C. 抑菌   D. 防腐去味

    E. 抗菌除臭

7. 为昏迷患者做口腔护理不必准备的物品是哪一种

    A. 液状石蜡   B. 压舌板

    C. 弯血管钳   D. 吸水管

    E. 治疗碗

8. 扣杯法洗头,面盆内的污水引流采用的原理是什么

    A. 静水压   B. 压力差

    C. 虹吸原理   D. 流水运动

    E. 压力压强

9. 床上擦浴的目的不包括哪一种

    A. 促进皮肤血液循环   B. 增强皮肤排泄功能

    C. 预防皮肤过敏   D. 观察病情

    E. 维护患者尊严

10. 患者左上臂脂肪瘤摘除术后 2 天,护士为其更换上衣的合理顺序是哪一项

    A. 先脱左侧后穿左侧   B. 先脱左侧先穿右侧

    C. 先脱左侧后穿右侧   D. 先脱右侧后穿右侧

    E. 先脱右侧后穿左侧

11. 卧床患者的头发纠结成团,可先用何种溶液湿润后,再小心疏通

    A. 百部酊   B. 清水

    C. 生理盐水   D. 30%乙醇

    E. 油剂

12. 下列哪一种人群最容易发生压疮

    A. 肥胖患者   B. 高热患者

    C. 瘫痪患者   D. 糖尿病患者

    E. 老年痴呆患者

13. 发生压疮的最主要原因是什么

    A. 局部组织受压过久   B. 机体营养不良

    C. 用夹板时衬垫不平   D. 病原微生物侵入皮肤

    E. 皮肤受潮湿、摩擦刺激

14. 压疮淤血红润期的典型表现是什么

    A. 皮肤出现小水泡   B. 受压皮肤呈紫红色

    C. 局部皮下产生硬结   D. 皮肤破损,有渗出液

    E. 局部皮肤出现红、肿、热、触痛

15. 压疮炎症浸润期的表现不包括哪一项

    A. 皮肤呈紫红色   B. 皮肤有水泡

    C. 皮下有硬结   D. 浅层组织感染

    E. 皮肤水肿

16. 压疮淤血红润期的主要护理措施是什么

    A. 去除病因,定时翻身   B. 局部使用抗生素,避免感染

    C. 清洁创面,去腐生新   D. 厚层石膏粉包扎,减少摩擦

    E. 红外线照射,干燥创面

17. 床上擦浴的室温应调至多少

    A. 10～18℃   B. 22～26℃

    C. 18～20℃   D. 26～28℃

    E. 20～22℃

[A₂ 选择题]

18. 患者叶某,女性,55 岁,因用抗生素达 3 个月后,其口腔黏膜出现创面,可考虑为

    A. 病毒感染   B. 真菌感染

    C. 寄生虫病   D. 口腔黏膜白斑

    E. 个人卫生差

19. 患者王某,男性,65 岁,因脑卒中肢体瘫痪,为预防压疮的发生,最好的方法是什么

    A. 臀部垫气圈   B. 每 2 小时翻身一次

    C. 保持侧卧位   D. 鼓励做肢体功能锻炼

    E. 每天请家属观察皮肤有无破损

20. 患者陈某,男性,53 岁,因心力衰竭卧床已有 2 周,护士在为其做皮肤护理时应选用何种方法

    A. 盆浴   B. 足浴

    C. 沐浴   D. 清洗头面部

    E. 床上擦浴

[名词解释]

1. 压疮

2. 剪切力

[简答题]

1. 简述特殊口腔护理的适应证。

2. 压疮可分几期,第二期的主要表现有哪些?

[论述题]

    案例分析:患者陈某,男性,78 岁,因脑卒中处于昏迷状态,护士每天 2 次为其进行特殊口腔护理。

    请问:1. 口腔护理的目的是什么?

            2. 为患者做口腔护理时应注意什么?

(丁桂芳)

项目十 生命体征的评估与护理

任务一 测量体温、脉搏、呼吸

[临床病例]

患者李某,男性,32岁,因寒战、高热、头痛、咳嗽、呼吸急促,以急性肺炎收治入院。责任护士小王接待并安置好患者后,按护理常规为患者测量体温、脉搏、呼吸(测量 T、P、R)。

[评估]

1. 患者的年龄、病情、意识、治疗、活动能力等。

2. 30分钟内有无进食或喝过冷、热饮食,有无剧烈运动和情绪波动。

3. 患者心理状态、合作程度等。

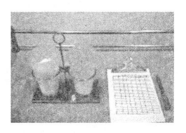

图 10-1 测量 T、P、R 用物

[计划]

1. 环境准备:室温适宜、光线充足、环境安静。

2. 患者准备:体位舒适,情绪稳定,理解测量 T、P、R 的目的,愿意配合。

3. 自身准备:衣帽整洁、修剪指甲,洗手、戴口罩。

4. 用物准备(图 10-1,图 10-2)

(1)测量体温护理篮

1)盛放已消毒清洁体温计容器1个;

2)盛放测量后回收体温计容器1个。

(2)含消毒液纱布,有秒针的表、记录本、笔。

(3)若测量肛温,另备润滑剂、棉签、卫生纸。

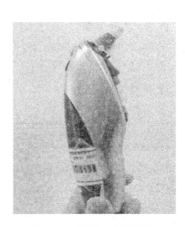

图 10-2 耳部感应温度计

[实施]

测量 T、P、R 操作流程图

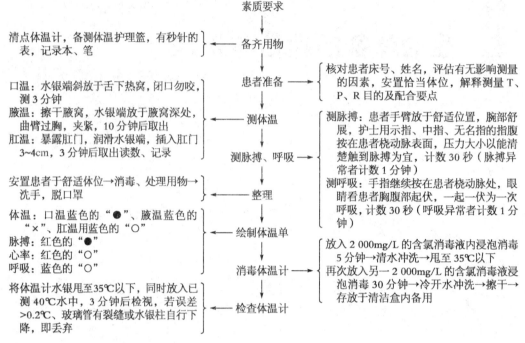

参阅:《TPR 测量》操作视频

[注]

1. 如果患者脉搏短绌,应两人同时测量,一人听心率,另一人测脉搏,两人同时开始计数 1 分钟,以分数式记录,记录方式为脉率/心率。如心率为 180 次/分,脉率为 80 次/分,则应写成 180/80(次/分)。

2. 危重患者呼吸微弱,可用少许棉花置于患者鼻孔前,观察棉花被吹动的次数,记录 1 分钟呼吸次数。

3. 集体测量 T、P、R 时,按 1 床、2 床、3 床……的顺序发体温计,然后按……3 床、2 床、1 床的顺序测脉搏和呼吸并记录,再按 1 床、2 床、3 床……的顺序收体温计,并读数和记录。

[评价]

操作评分表

项 目	项目总分	要 求	标准分	实际得分	备注
素质要求	5	自我介绍	1		
		服装符合要求,仪表大方	2		
		举止端庄,态度和蔼可亲	2		
操作前准备	10	自身准备	2		
		备齐用物,放置合理	2		
		清点检查体温计,备秒表、记录单、笔	6		

续表

项 目	项目总分	要 求	标准分	实际得分	备注
操作过程		核对、解释,询问影响因素	6		
	测体温 22	口温:水银端斜放舌下热窝处,闭口用鼻呼吸,测3分钟取出,用纱布擦净,读数	6		
		腋温:擦腋窝,水银端置于腋窝,屈臂过胸,测10分钟(口述)	3		
		肛温:润滑水银端并插入肛门,测3分钟(口述)	3		
		记录:误差不超过 0.2℃	4		
	测脉搏 15	测脉搏用示指、中指、无名指,部位正确	5		
		时间正确(测0.5分钟)	5		
		误差不超过 4 次/分	5		
	测呼吸 10	方法、时间正确(测0.5分钟)	5		
		误差不超过 2 次/分	5		
	绘曲线 16	记录:T:℃;P:次/分;R:次/分	6		
		绘制:点圆、线直,位置、颜色、符号正确	10		
操作后消毒检查	12	询问患者感觉,针对性健康指导	2		
		每次使用后消毒体温计(口述)	5		
		检测体温计(口述)	5		
熟练程度	10	动作轻、稳、准确、安全,关爱患者,沟通有效	5		
		操作时间 3 个患者为 10 分钟	5		
总分	100				

能 力 检 测

[A₁ 选择题]

1. 以下哪种患者不宜由直肠测体温的是
   A. 精神异常者　　　　　　　　　　B. 昏迷者
   C. 下肢烧伤者　　　　　　　　　　D. 腹泻者
   E. 小儿

2. 败血症患者发热常见的热型是什么
   A. 不规则热　　　　　　　　　　　B. 波浪热
   C. 回归热　　　　　　　　　　　　D. 弛张热
   E. 间歇热

3. 高热患者退热期提示可能发生虚脱的症状是什么
   A. 脉细速,四肢湿冷、出汗　　　　B. 头晕,恶心,无汗
   C. 皮肤苍白,寒战,无汗　　　　　D. 脉搏、呼吸减慢,无汗
   E. 速脉,面部潮红,无汗

4. 观察病情时,遇到哪一种患者须两人同时分别测量心率和脉率
   A. 心房颤动　　　　　　　　　　　B. 心动过速
   C. 心动过缓　　　　　　　　　　　D. 阵发性心动过速

E. 心律不齐

5. 下列哪一项不是呼吸节律改变的异常呼吸
   A. 周期性呼吸异常
   B. 比奥呼吸
   C. 库斯莫氏呼吸
   D. 陈-施氏呼吸
   E. 呼吸和呼吸暂停交替出现

6. 测量脉搏的首选部位是何种动脉
   A. 颞动脉
   B. 桡动脉
   C. 肱动脉
   D. 足背动脉
   E. 颈动脉

7. 可在口腔测体温的是哪种患者
   A. 精神异常
   B. 呼吸困难
   C. 昏迷
   D. 大面积烧伤
   E. 口鼻手术

8. 乙醇擦浴主要的降温作用是什么
   A. 辐射散热
   B. 传导散热
   C. 蒸发散热
   D. 抑制产热中枢
   E. 对流散热

9. 病情与呼吸异常不符的是哪一项
   A. 高热——呼吸过速
   B. 酸中毒——呼吸浅而慢
   C. 呼吸肌麻痹——呼吸浅快
   D. 脑肿瘤——呼吸过慢
   E. 疼痛——呼吸加快

10. 伤寒患者常见热型表现为何种热型
    A. 弛张热
    B. 不规则热
    C. 稽留热
    D. 间歇热
    E. 回归热

[A₂ 选择题]

11. 护士小万为患者测量脉搏后,其手仍置于患者桡动脉部位是为了什么
    A. 便于看表计时
    B. 表示对患者的安抚
    C. 转移患者的注意力,便于测量呼吸
    D. 测脉搏,计呼吸节律
    E. 复核脉搏的准确性

12. 患者张某,男性,70岁,测口温时不慎将体温计咬碎,护士应立即采取的措施为哪种
    A. 催吐
    B. 口服蛋清液
    C. 口服缓泻剂
    D. 洗胃
    E. 清除口腔内玻璃碎屑

13. 护士小刘为一病情垂危并伴呼吸微弱患者测量呼吸时,应采取何种方法
    A. 耳朵贴近患者口鼻处听呼吸声音
    B. 手按胸腹部观察起伏次数
    C. 根据脉搏次数换算出呼吸次数
    D. 用少许棉花置于患者鼻孔前,观察棉花飘动次数
    E. 手置于鼻孔前感觉呼吸次数

[名词解释]

1. 稽留热

2. 短绌脉

[简答题]

1. 如何观察高热患者的病情变化?

2. 简述潮氏呼吸的发生机制和临床意义。

3. 集体测体温后应如何消毒和检测体温计?

[论述题]

　　患者刘某,发热 1 周,每天体温持续在 39.0～40.5℃,拟诊"发热待查",于上午 8 时入院。测体温 40.3℃,脉搏 110 次/分,呼吸 28 次/分,血压 120/80mmHg,神志清楚,面色潮红,口唇干裂,口角疱疹,体质消瘦,食欲差。上午 8:20 给予退热剂后,体温降至 38.8℃,大量出汗,口干,下午 2:00 体温升至 39.8℃,请问:

　　(1) 患者发热的热型是哪一种?

　　(2) 入院时的发热为哪种程度?

　　(3) 请根据患者情况提出护理措施。

任务二　测　量　血　压

[临床病例]

　　患者吴某,男性,62 岁,高血压患者,血压不稳定,需要密切观察血压变化,以便了解病情,指导用药。

[评估]

　　1. 患者的年龄、病情、意识、治疗情况,心理状态与合作程度。

　　2. 患者对测量血压的目的、方法、注意事项及配合要点的知晓度。

[计划]

　　1. 环境准备:室温适宜、光线充足、环境安静。

　　2. 患者准备:了解测量血压的目的、方法、注意事项和配合要点。30 分钟内无吸烟、运动及情绪波动,体位舒适。

　　3. 自身准备:衣帽整洁、修剪指甲、洗手、戴口罩。

　　4. 用物准备(图 10-3,图 10-4)

　　(1) 血压计、听诊器。

　　(2) 记录本、笔。

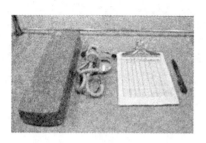

图 10-3　测量 BP 用物

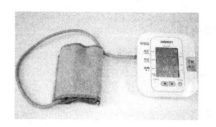

图 10-4　臂式电子血压计

[实施]

测量血压操作流程图

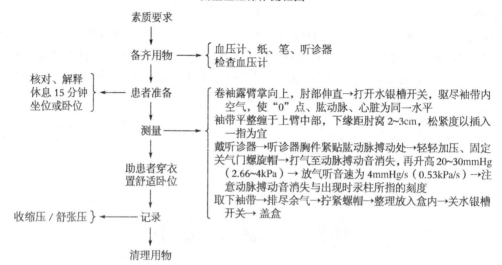

素质要求

备齐用物 ──→ 血压计、纸、笔、听诊器
　　　　　　　检查血压计

核对、解释
休息 15 分钟 ←── 患者准备
坐位或卧位

测量 ──→ 卷袖露臂掌向上，肘部伸直→打开水银槽开关，驱尽袖带内
　　　　　　空气，使"0"点、肱动脉、心脏为同一水平
　　　　　　袖带平整缠于上臂中部，下缘距肘窝 2~3cm，松紧度以插入
　　　　　　一指为宜
助患者穿衣
置舒适卧位 ←── 戴听诊器→听诊器胸件紧贴肱动脉搏动处→轻轻加压、固定
　　　　　　关气门螺旋帽→打气至动脉搏动音消失，再升高 20~30mmHg
　　　　　　（2.66~4kPa）→ 放气听音速为 4mmHg/s（0.53kPa/s）→注
　　　　　　意动脉搏动音消失与出现时汞柱所指的刻度
收缩压 / 舒张压 ←── 记录
　　　　　　取下袖带→排尽余气→拧紧螺帽→整理放入盒内→关水银槽
　　　　　　开关→ 盖盒

清理用物

参阅：《测血压》操作视频

[评价]

操作评分表

项　目	项目总分	要　求	标准分	实际得分	备注
素质要求	6	自我介绍	2		
		服装整洁、符合要求、仪表大方	2		
		举止端庄、态度和蔼、语言恰当	2		
操作前准备	10	洗手、戴口罩	2		
		备齐用物	2		
		检查血压计、听诊器	6		
操作过程　患者准备	10	核对、解释、休息	5		
		体位正确（坐位、卧位）	5		
卷袖缠带	10	系袖带正确（输气管位于肘窝正中，袖带下缘距肘窝上 2～3cm，平整）	6		
		松紧度以插入一指为宜	2		
		血压计放置合理	2		

续表

项 目		项目总分	要 求	标准分	实际得分	备注
操作过程	放听诊器	6	摸肱动脉、放听诊器部位正确	6		
	测量	10	注气平稳,速度和高度适宜	5		
			放气平稳(水银徐徐落下)	5		
	听血压放气	18	一次听清,测量数值正确	15		
			放尽袖带内空气	3		
操作后处理		20	取下袖带、整理衣袖、关心患者	5		
			询问患者感觉、针对性健康指导	5		
			整理血压计,保管方法正确	5		
			正确记录(书写 mmHg 或 kPa)	5		
熟练程度		10	动作轻巧、稳重、正确	5		
			注意节力原则,操作时间<10分钟	5		
总分		100				

能 力 检 测

[A₁ 选择题]

1. 测量血压时袖带缠得过紧可使血压怎么样

    A. 偏低　　　　　　　　　　　　B. 无影响

    C. 偏高　　　　　　　　　　　　D. 脉压增高

    E. 脉压降低

2. 血管外周阻力增加可使何种血压变化

    A. 收缩压升高　　　　　　　　　B. 舒张压降低

    C. 收缩压降低　　　　　　　　　D. 舒张压升高

    E. 收缩压、舒张压均降低

3. 用成人血压计袖带给幼儿测血压时,其测量数值有何影响

    A. 偏低　　　　　　　　　　　　B. 无大影响

    C. 脉压差小　　　　　　　　　　D. 脉压差大

    E. 偏高

4. 有关测量血压注意事项中下列错误的一项是

    A. 打气不可过猛　　　　　　　　B. 听不清应立即重测

    C. 血压计要定期检测　　　　　　D. 需要密切监测血压者应做到"四定"

    E. 测完后袖带内空气要放尽、平卷

5. 血压计的水银不足,测出的血压值有何影响

    A. 偏高　　　　　　　　　　　　B. 无大影响

    C. 偏低　　　　　　　　　　　　D. 脉压差大

    E. 脉压差小

[A₂ 选择题]

6. 患者郭某,男性,25 岁,测得血压为 134/88mmHg,应考虑患者为下列哪种情况
    A. 低血压   B. 正常高值
    C. 正常血压   D. 理想血压
    E. Ⅰ 级高血压

7. 护士小李,为高血压患者进行健康教育时,讲述血压的生理变化,下列错误的一项是
    A. 中年以前女子略低于男子   B. 寒冷环境血压上升
    C. 睡眠不佳时血压可稍高   D. 傍晚高于清晨
    E. 高温环境中血压可以上升

8. 护士小红,为偏瘫患者李某测量血压时,以下哪一项操作方法可导致血压偏低
    A. 袖带缠得过松   B. 在健侧肢体测量
    C. 袖带过窄   D. 放气过快
    E. 充气后血压计水银可达顶部

9. 患者王某,男性,45 岁,因车祸受伤入院。神志清醒但烦躁不安、面色苍白,测得血压 86/58mmHg,脉搏细速,该患者可能是什么病
    A. 休克   B. 脑卒中
    C. 甲亢   D. 肺气肿
    E. 心包炎

10. 护士小王,因患者双上肢均有伤,故用测上臂血压的血压计袖带为其测量下肢腘动脉血压,其结果是收缩压比肱动脉血压
    A. 高 10～20mmHg   B. 高 20～40 mmHg
    C. 低 10～20mmHg   D. 低 20～40 mmHg
    E. 高 40 mmHg 以上

[名词解释]

1. 脉压
2. 高血压

[简答题]

1. 异常血压的护理措施有哪些?
2. 简述测量血压的注意事项。

[论述题]

    患者吴某,女性,50 岁,主诉:头痛、头晕、失眠、注意力不集中,已有 1 个月余,劳累或精神紧张后加重,前来就诊。体格检查:体温 36.6℃,脉搏 80 次/分,呼吸 20 次/分,血压 160/112mmHg。患者有高血压家族史。请问:

    (1) 根据患者的临床表现评估其血压的类别。

    (2) 为保证血压的准确性,测量时应注意哪些事项?

任务三　吸痰法

[临床病例]

患者李某，女性，36 岁，因车祸导致头部受伤急诊入院，现意识不清，T 36.6℃，P 62 次/分，R 30 次/分，BP 112/80mmHg，大小便失禁，咳嗽反射消失，痰多而不能排除，呼吸困难，立即给予吸痰。

[评估]

1. 患者年龄、病情、意识、治疗情况，清醒者需评估心理状态及合作程度。
2. 患者口腔及鼻腔皮肤黏膜，痰液的性质、黏稠度等。

[计划]

1. 环境准备：病室安静、室温 18～22℃、光线充足。
2. 患者准备

(1) 清醒者：了解吸痰目的、作用、注意事项及配合要点；平卧于床上，头转向操作者。

(2) 昏迷者：置患者于平卧位，头转向操作者。

3. 自身准备：衣帽整洁、修剪指甲，洗手、戴口罩。

4. 用物准备

(1) 吸痰盘：无菌治疗碗 2 只（或治疗碗、弯盘各 1，1 只盛无菌生理盐水，1 只盛放已消毒的吸痰管数根）；无菌血管钳或镊子；无菌纱布。必要时备无菌压舌板、张口器、舌钳、牙垫等（图 10-5）。

(2) 负压吸引装置：电动吸痰器，或中心负压装置（图 10-6）。

(3) 其他：棉签、弯盘、生理盐水、盛有消毒液的试管（系于床栏处）、手电筒、无菌手套；治疗车下层放套有黄色医用垃圾袋的容器，放用过的吸痰管。

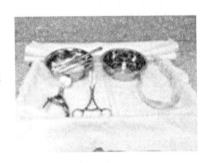

图 10-5　吸痰盘

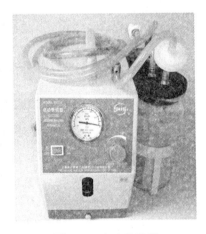

图 10-6　电动吸痰器

[实施]

吸痰法操作流程图

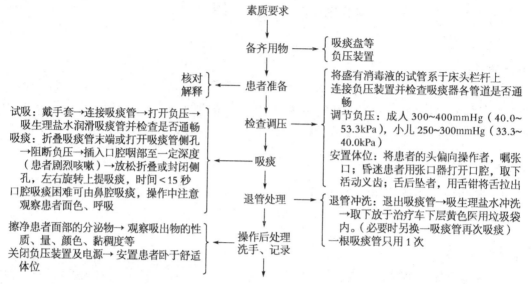

```
                        素质要求
                           ↓
                        备齐用物  →  { 吸痰盘等
                           ↓          负压装置
        核对                          将盛有消毒液的试管系于床头栏杆上
        解释  } ←        患者准备      连接负压装置并检查吸痰器各管道是否通
                           ↓          畅
试吸：戴手套→连接吸痰管→打开负压→                调节负压：成人 300~400mmHg（40.0~
吸生理盐水润滑吸痰管并检查是否通畅  检查调压  →    53.3kPa），小儿 250~300mmHg（33.3~
吸痰：折叠吸痰管末端或打开吸痰管侧孔            40.0kPa）
→阻断负压→插入口腔咽部至一定深度   ↓          安置体位：将患者的头偏向操作者，嘱张
（患者剧烈咳嗽）→放松折叠或封闭侧  吸痰          口，昏迷患者用张口器打开口腔，取下
孔，左右旋转上提吸痰，时间＜15秒                 活动义齿；舌后坠者，用舌钳将舌拉出
口腔吸痰困难可由鼻腔吸痰，操作中注意   ↓
观察患者面色、呼吸             退管处理  →   退管冲洗：退出吸痰管→吸生理盐水冲洗
                           ↓            →取下放于治疗车下层黄色医用垃圾袋
擦净患者面部的分泌物→观察吸出物的性            内。（必要时另换一吸痰管再次吸痰）
质、量、颜色、黏稠度等        操作后处理    一根吸痰管只用 1 次
关闭负压装置及电源→安置患者卧于舒适  洗手、记录
体位
```

注：有气管切开或气管插管者，应按无菌操作原则，先由插管或导管内吸痰，再经口腔、鼻腔吸痰。

[评价]

操作评分表

项 目		项目总分	要 求	标准分	实际得分	备注
素质要求		5	自我介绍	1		
			服装整洁、符合要求、仪表大方	2		
			举止端庄、态度和蔼、语言恰当	2		
操作前准备		10	洗手、戴口罩	2		
			备齐用物	6		
			给清醒者做解释	2		
	患者准备	4	取出活动义齿，头偏向操作者一侧	4		
操作过程	检查调压	14	吸引器连接正确	6		
			调节负压	2		
			保持管道通畅（试吸）	6		
	插管	12	阻断负压	4		
			插管方法正确、深度适宜	8		
	吸痰	20	开放负压，旋转上提吸痰	8		
			吸痰时间适宜（不超过 15 秒）	4		
			吸痰手法正确	4		
			吸痰顺序正确	4		
	观察	10	观察吸痰效果，气道通畅情况	10		

项 目	项目总分	要 求	标准分	实际得分	备注
操作后处理	15	擦净面部 安置舒适体位,嘱注意事项 整理床单位,清理用物 记录吸痰效果、气道通畅情况 正确处理导管	2 2 2 5 4		
熟练程度	10	动作轻巧、稳重、正确、安全 关爱患者,治疗性沟通有效 操作时间<15分钟	5 5		
总分	100				

能 力 检 测

[A₁ 选择题]

1. 用吸痰管进行气管内吸痰的方法下列哪项正确
   A. 自上而下抽吸
   B. 自下而上抽吸
   C. 上下移动导管进行抽吸
   D. 左右旋转向上提吸
   E. 固定一处抽吸

2. 电动吸引器吸痰是利用何种作用
   A. 正压作用
   B. 负压作用
   C. 虹吸作用
   D. 空吸作用
   E. 静压作用

3. 下列吸痰操作哪一项是错误的
   A. 患者头转向护士侧
   B. 将吸管从深部向上提拉,左右旋转吸痰
   C. 先启动负压再插管
   D. 先经人工气道吸痰,再吸口咽部痰液
   E. 痰液黏稠滴少量生理盐水稀释

4. 用电动吸引器吸痰,每次吸痰时间通常为多少
   A. 不超过 5 秒
   B. 不超过 20 秒
   C. 不超过 10 秒
   D. 不超过 25 秒
   E. 不超过 15 秒

5. 检查电动吸引器的方法下列哪一项是错误的
   A. 电源和吸引器电压是否相等
   B. 打开开关检查吸引器吸力是否正常
   C. 吸痰管号码是否合适
   D. 安全瓶和储液瓶内液量
   E. 吸引器各管连接是否正确

6. 年老极度衰弱者痰液不能咳出的原因是什么
   A. 无力咳嗽排痰
   B. 呼吸中枢抑制
   C. 咳嗽反射消失
   D. 会厌功能不全
   E. 吞咽反射迟钝

7. 吸痰法<u>不适用</u>于下列哪一种患者

  A. 全麻未醒呼吸道有分泌物   B. 危重患者,呼吸道分泌物阻塞

  C. 老年咳痰无力   D. 小儿呼吸道被异物阻塞

  E. 气管切开患者

[A₂ 选择题]

8. 患者朱某,男性,75 岁,肺炎伴呼吸困难,护理此患者以下哪一项做法<u>不妥</u>

  A. 勤巡视,多安慰,满足其安全需要   B. 帮助患者取舒适卧位,减少耗氧量

  C. 测量呼吸时向患者解释,以便配合   D. 调节室内空气,保持适宜的温湿度

  E. 需要时给予吸痰和氧气吸入

9. 患者王某,女性,60 岁,持续昏迷,护士观察到其痰液黏稠致呼吸困难,以下哪一种处理<u>不妥</u>

  A. 湿化吸入的空气   B. 动脉血氧分压 < 6.6kPa 时给予吸氧

  C. 必要时用吸引器吸痰   D. 用力叩击胸壁脊柱,以利排痰

  E. 帮助患者多翻身

10. 患者陈某,女性,50 岁,持续昏迷,护士观察到其痰液黏稠导致呼吸困难,下列哪一种处理<u>不妥</u>

  A. 给氧   B. 体位引流

  C. 必要时用吸引器吸痰   D. 帮助患者多翻身

  E. 湿化吸入的氧气

[名词解释]

1. 库斯莫氏(kussmaul's)呼吸

2. 体位引流

[简答题]

1. 异常呼吸的护理要点有哪些?

2. 清除呼吸道分泌物保持呼吸通畅的护理措施有哪些?

[论述题]

    患者赵某,女性,70 岁,诊断为肺部感染。体温 38.6℃,脉搏 90 次/分,呼吸 19 次/分,血压 160/96mmHg,双肺有痰鸣音,痰液黏稠不易咳出,请问应采取哪些护理措施保持其呼吸道通畅? 在操作过程中应注意哪些问题?

任务四　氧气吸入法

[临床病例]

　　患者李某,男性,68岁,因气促、呼吸困难以"慢性支气管炎、肺气肿合并肺部感染"收治入院,遵医嘱立即给予氧气吸入。

[评估]

　　1.患者的年龄、病情、意识、心理状态及合作程度。

　　2.缺氧原因、缺氧程度、呼吸道通畅情况、鼻腔黏膜情况。

　　3.对氧疗知识的认知程度。

[计划]

　　1.环境准备:室温适宜、光线充足、环境安静、安全(无明火、高温)。

　　2.患者准备:了解吸氧的目的、方法、注意事项及配合要点,体位舒适,情绪稳定,愿意配合。

　　3.自身准备:衣帽整洁、修剪指甲,洗手、戴口罩。

　　4.用物准备

　　(1)供氧装置:中心供氧装置或氧气筒、压力表、流量表、湿化瓶(内盛蒸馏水或冷开水1/3~1/2满)(图10-7)。

　　(2)吸氧盘:盘内备治疗碗(内盛冷开水)、纱布、弯盘、鼻导管、棉签(图10-8)。

　　(3)氧疗记录单、笔。

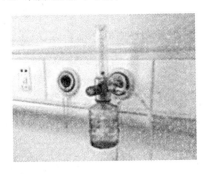

图 10-7　中心供氧装置

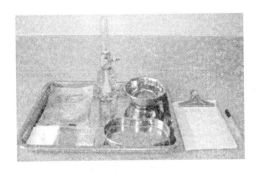

图 10-8　吸氧盘

[实施]

鼻导管吸氧操作流程图

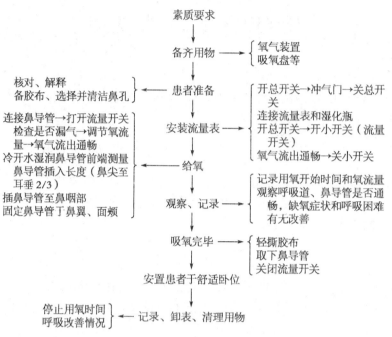

```
                        素质要求
                          ↓
                                    ┌ 氧气装置
                        备齐用物 ───┤
                                    └ 吸氧盘等

核对、解释                                   ┌ 开总开关→冲气门→关总开
备胶布、选择并清洁鼻孔 ←── 患者准备 ──┤   关
                                            │ 连接流量表和湿化瓶
连接鼻导管→打开流量开关                      │ 开总开关→开小开关（流量
检查是否漏气→调节氧流      安装流量表 ──┤   开关）
量→氧气流出通畅                             └ 氧气流出通畅→关小开关
冷开水湿润鼻导管前端测量 ←──  给氧
鼻导管插入长度（鼻尖至        ↓
耳垂2/3）                                    ┌ 记录用氧开始时间和氧流量
插鼻导管至鼻咽部           观察、记录 ──┤   观察呼吸道、鼻导管是否通
固定鼻导管于鼻翼、面颊                   │   畅，缺氧症状和呼吸困难
                                          └   有无改善

                        吸氧完毕 ──┬ 轻撕胶布
                          ↓        ├ 取下鼻导管
                                   └ 关闭流量开关
                   安置患者于舒适卧位
                          ↓
停止用氧时间
呼吸改善情况 ←── 记录、卸表、清理用物
```

[评价]

操作评分表

项　目		项目总分	要　求	标准分	实际得分	备注
素质要求		5	自我介绍	1		
			服装整洁、符合要求、仪表大方	2		
			举止端庄、态度和蔼、语言恰当	2		
操作前准备		8	洗手、戴口罩	2		
			备齐用物	4		
			给清醒者做解释	2		
操作过程	装表	14	冲气门	2		
			连接流量表、湿化瓶	4		
			开总开关，开流量开关	4		
			检查氧气流出通畅	2		
			关流量开关，备用	2		
	患者准备	11	核对	3		
			解释目的和方法，指导配合	4		
			选择一侧鼻腔，清洁鼻孔，备胶布	4		
	吸氧	18	连接鼻导管	2		
			调节氧流量	6		
			润滑鼻导管	2		
			测量插管长度	4		
			插管手法、深度正确	4		

项　目		项目总分	要　求	标准分	实际得分	备注
操作过程	固定	8	固定美观稳妥 观察、记录	3 5		
	调流量	5	中途调流量方法正确,记录流量	5		
	停氧	12	取下鼻导管,关流量开关 擦净胶布痕迹,协助患者卧位舒适 关心患者,嘱注意事项,记录	4 4 4		
	卸表	9	关总开关,开流量开关,关流量开关 卸表,注意用氧安全,记录 清理用物	4 3 2		
	熟练程度	10	动作轻巧、稳重、正确、安全 关爱患者,治疗性沟通有效 操作时间<7分钟	5 5		
	总分	100				

能 力 检 测

[A₁ 选择题]

1. 患者缺氧时最突出的临床表现是什么

　　A. 面色潮红,脉搏洪大　　　　　　　B. 面色苍白,尿量减少

　　C. 心悸乏力,血压下降　　　　　　　D. 皮肤、黏膜出现瘀点或瘀斑

　　E. 胸闷明显,口唇、面部发绀

2. 急性肺水肿患者吸氧时,其湿化瓶内应用什么

　　A. 蒸馏水　　　　　　　　　　　　　B. 冷开水

　　C. 20%~30%乙醇　　　　　　　　　D. 30%~50%乙醇

　　E. 50%~70%乙醇

3. 鼻导管给氧过程中,错误的操作方法是哪一项

　　A. 插入鼻导管前应先调好流量

　　B. 插管深度约为鼻尖至耳垂长度的 2/3

　　C. 吸氧结束时,应先关流量表再将导管拔出

　　D. 持续鼻导管吸氧者,每天应更换鼻导管

　　E. 吸氧结束后,关闭总开关后还应再打开流量表放余气

4. 吸氧浓度为 33%,每分钟的氧流量是多少

　　A. 3L　　　　　　　　　　　　　　　B. 4L

　　C. 5L　　　　　　　　　　　　　　　D. 6L

　　E. 7L

5. 氧气表上指针降到多少时即不可再用

　　A. 0.5kg/cm²　　　　　　　　　　　B. 5kg/cm²

　　C. 2kg/cm²　　　　　　　　　　　　D. 6kg/cm²

　　E. 3kg/cm²

6. 在用氧过程中,如需调节氧流量,应采取的方法是哪一种

    A. 拔出导管调节流量   B. 直接调节流量

    C. 更换粗导管并加大流量   D. 改换流量表

    E. 分离导管衔接处后调节流量

7. 为达到治疗效果,吸氧的浓度应不低于多少

    A. 35%～54%   B. 25%

    C. 20.93%   D. 60%

    E. 50%

[A$_2$ 选择题]

8. 患者刘某,72 岁,慢性支气管炎急性发作入院,遵医嘱用氧 30 分钟后,缺氧症状没有得到改善,呼吸困难加重,首先应立即采取的措施是什么

    A. 马上通知医生处理   B. 检查吸氧装置是否通畅

    C. 调节流量,加大吸氧量   D. 气管插管给氧

    E. 注射呼吸兴奋剂

9. 患者吴某,男性,54 岁,肺源性心脏病入院。遵医嘱给予低流量吸氧。应调节氧流量为多少

    A. 1～2L/min   B. 2～3L/min

    C. 3～4L/min   D. 5～6L/min

    E. 6～7L/min

10. 患者陈某,女性,56 岁,因肺源性心脏病收住医院,护士巡视病房时,发现患者有明显的呼吸困难,口唇发绀,血气分析 PaO_2 为 35～50mmHg,SaO_2 为 60%～80%,请判断其缺氧程度为哪些

    A. 极轻度   B. 轻度

    C. 中度   D. 重度

    E. 过重度

[名词解释]

氧中毒

[简答题]

1. 氧疗的注意事项有哪些?

2. 缺氧分为哪几类? 临床上常见于哪些患者?

[论述题]

    患者黄某,男性,72 岁,咳嗽、咳痰伴气喘 20 余年。今日气喘加剧,不能平卧,食欲差。体格检查:体温 36.9℃,脉搏 110 次/分,呼吸 28 次/分,血压 150/100mmHg。以慢性阻塞性肺病伴 Ⅱ 型呼吸衰竭收入院,医嘱给予吸氧。请问应给予何种氧疗? 为什么?

(唐庆蓉　王伟民)

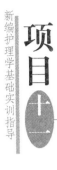

项目十一 饮食与营养

任务一　一般患者鼻饲法

[临床病例]

患者李某,男性,48岁,因摔伤口腔,急诊进行了口腔修补手术。术后患者不能经口腔进食,遵医嘱给予鼻饲,以满足患者的营养需要。

[评估]

1. 核对患者信息、病情及治疗情况。

2. 检查患者鼻腔黏膜有无肿胀、炎症,鼻中隔有无弯曲、鼻息肉等。

3. 已向患者及家属解释本操作的目的、过程及其配合方法,缓解其紧张、恐惧心理。通过鼻饲患者能获得充足的热量和营养。

[计划]

1. 环境准备:室温适宜、光线充足、环境安静。

2. 患者准备:患者能理解鼻饲目的,有安全感,愿意配合。

3. 自身准备:衣帽整洁、修剪指甲、洗手、戴口罩。

4. 用物准备

(1) 无菌鼻饲包内备:治疗碗、镊子、止血钳、压舌板、纱布、胃管、60ml注射器、治疗巾(图11-1,图11-2)。

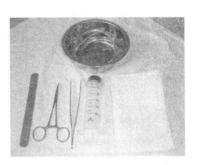

图 11-1　无菌鼻饲包内物品

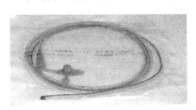

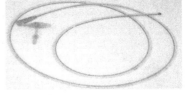

图 11-2　一次性胃管

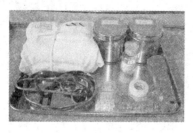

图 11-3　鼻饲法用物

（2）治疗盘内备：液状石蜡、棉签、胶布、别针、夹子或橡皮圈、手电筒、听诊器、弯盘等（图11-3）。

（3）鼻饲流质（38～40℃）、温开水适量（或患者饮水壶内的水）。

（4）其他：水温计、松节油，按需准备漱口水或口腔护理用物。

［实施］

一般患者鼻饲法操作流程图

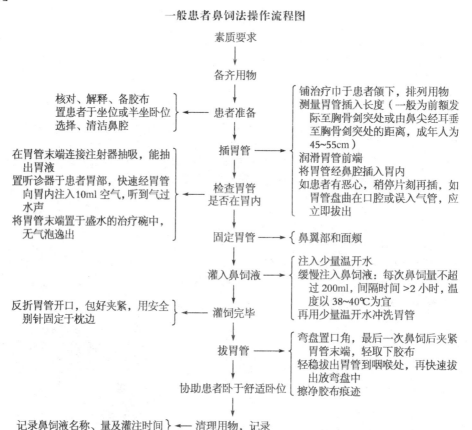

素质要求

备齐用物

核对、解释、备胶布
置患者于坐位或半坐卧位 ←── 患者准备 ←── 铺治疗巾于患者颌下，排列用物
选择、清洁鼻腔 测量胃管插入长度（一般为前额发际至胸骨剑突处或由鼻尖经耳垂至胸骨剑突处的距离，成年人为45～55cm）

插胃管 ←── 润滑胃管前端
将胃管经鼻腔插入胃内

在胃管末端连接注射器抽吸，能抽出胃液
置听诊器于患者胃部，快速经胃管 ←── 检查胃管 ←── 如患者有恶心，稍停片刻再插，如
向胃内注入10ml空气，听到气过 是否在胃内 胃管盘曲在口腔或误入气管，应
水声 立即拔出
将胃管末端置于盛水的治疗碗中，
无气泡逸出

固定胃管 ←── ｛鼻翼部和面颊

灌入鼻饲液 ←── 注入少量温开水
缓慢注入鼻饲液：每次鼻饲量不超过200ml，间隔时间>2小时，温度以38～40℃为宜
再用少量温开水冲洗胃管

反折胃管开口，包好夹紧，用安全 ←── 灌饲完毕
别针固定于枕边

拔胃管 ←── 弯盘置口角，最后一次鼻饲后夹紧
胃管末端，轻取下胶布
轻稳拔出胃管到咽喉处，再快速拔出放弯盘中
擦净胶布痕迹

协助患者卧于舒适卧位

记录鼻饲液名称、量及灌注时间 ｝←── 清理用物，记录

［评价］

操作评分表

项　目	项目总分	要　求	标准分	实际得分	备注
素质要求	5	自我介绍	1		
		服装整洁、符合要求、仪表大方	2		
		举止端庄、态度和蔼、语言恰当	2		
操作前准备	8	洗手、戴口罩	2		
		备齐用物，放置恰当	6		

续表

项　目	项目总分	要　求	标准分	实际得分	备注
患者准备	12	核对、解释、注意事项	6		
		体位正确、舒适	2		
		选择清洁鼻腔	2		
		备胶布	2		
插胃管	23	铺治疗巾于患者颌下	2		
		测量胃管插入长度	2		
		润滑胃管前端	2		
		将胃管经鼻腔插入胃内	6		
		手法正确	4		
		插入45～55cm长度	7		
观察处理	7	如患者有恶心,稍停片刻再插	3		
		如胃管盘曲在口腔或误入气管,应立即拔出,稍后再插	4		
检查胃管	8	抽出胃液	4		
		快速经胃管向胃内注入10ml空气,同时听到气过水声	2		
		胃管末端置于水中,无气泡逸出	2		
固定	3	固定于鼻翼和面颊部	3		
灌饲	16	灌饲前抽胃液,灌饲后温开水冲洗胃管	8		
		喂食量、温度适宜	4		
		喂食中观察患者反应	2		
		胃管末端反折,包好夹紧,固定正确	2		
操作后处理	8	拔管方法正确	2		
		患者及床单位整洁	2		
		用物处理恰当,记录准确	4		
熟练程度	10	动作轻巧、稳重、正确、安全	5		
		关爱患者,沟通良好			
		注意节力原则,操作时间<15分钟	5		
总分	100				

（操作过程为左侧竖排标题）

任务二　昏迷患者鼻饲法

[临床病例]

患者刘大爷,76岁,因脑出血收治入院,现处于深昏迷状态,营养状况差,遵医嘱采取鼻饲法补充营养。

[评估]

1. 核对患者信息、病情及治疗情况。

2. 患者鼻腔黏膜有无肿胀、炎症,鼻中隔有无弯曲、有无鼻息肉等。

3. 向患者家属解释操作目的,通过鼻饲患者能获得充足的热量和营养。

[计划]

1. 环境准备:病室安静、整洁,光线充足。
2. 患者准备:病情稳定,取去枕平卧位,头向后仰。
3. 自身准备:衣帽整洁、修剪指甲,洗手、戴口罩。
4. 用物准备:同一般患者鼻饲法。

[实施]

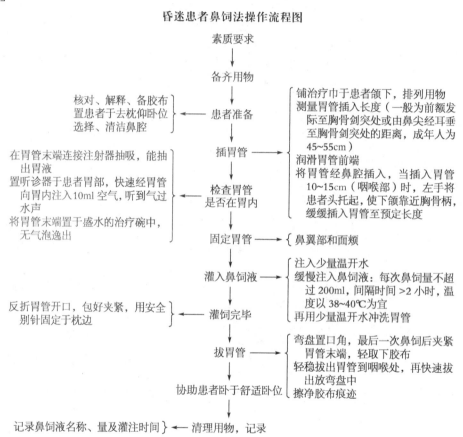

昏迷患者鼻饲法操作流程图

[评价]

操作评分表:同一般患者鼻饲法。

能 力 检 测

[A₁选择题]

1. 属于治疗性饮食的是哪一种饮食
   A. 普通饮食   B. 高脂饮食

    C. 低盐饮食   D. 半流质饮食

    E. 甲状腺^{131}I试验饮食

2. 禁用鼻饲法的患者是哪一种

    A. 食管静脉曲张   B. 拒绝进食者

    C. 昏迷   D. 早产儿

    E. 口腔疾患

3. 低蛋白饮食适用于哪一种患者

    A. 高血压   B. 冠心病

    C. 急性肾炎   D. 肝硬化

    E. 肾病综合征

4. 流质饮食适用于哪一种人群

    A. 咀嚼不便者   B. 体弱者

    C. 老人、幼儿   D. 术后恢复期者

    E. 口腔、急性消化道疾病者

5. 昏迷患者插鼻饲管时,应采取哪一种体位

    A. 右侧卧位   B. 半侧卧位

    C. 去枕仰卧位   D. 坐位

    E. 左侧卧位

6. 为昏迷患者插胃管至15cm处将患者的头部托起,其目的是哪一个

    A. 避免损伤食管黏膜   B. 避免出现恶心,利于顺利插入

    C. 减轻痛苦   D. 咽喉部肌肉放松,利于顺利插入

    E. 加大咽喉部通道弧度,以顺利插入

7. 长期鼻饲患者,护理操作中下列错误的做法是哪一种

    A. 每天做口腔护理   B. 每次鼻饲间隔时间不少于2小时

    C. 每次鼻饲量不超过200ml   D. 胃管应每天更换

    E. 注入流质或药物前后注入少量温开水

8. 不属于试验饮食的是哪一种

    A. 隐血试验饮食   B. 胆囊造影饮食

    C. 甲状腺^{131}I试验饮食   D. 低盐饮食

    E. 肌酐试验饮食

9. 除下列哪一项外均是使用要素饮食应注意的事项

    A. 一般原则是由低、少、慢开始,逐渐增加   B. 配好后存放于4℃以下的冰箱内保存

    C. 需严格执行无菌操作   D. 定期检查血糖、尿糖、电解质等指标

    E. 停用需快速减量或骤停

[A₂选择题]

10. 张某,女性,45岁,风心病伴心功能不全,双下肢及身体下垂部位有水肿,该患者每天摄
    入食物中的含盐量应少于多少

    A. 0.5g   B. 1g

    C. 1.5g   D. 2g

    E. 3g

11. 患者凌某,男性,25 岁,Ⅱ度大面积烧伤而住院治疗,患者最适宜的饮食是哪些
    A. 高热量、高蛋白饮食   B. 低脂饮食
    C. 普通饮食   D. 软质饮食
    E. 低盐饮食

12. 患者桑某,男性,60 岁,胃溃疡出血,需做大便隐血试验,以下食谱正确的是哪些
    A. 青菜炒猪肝,豆腐汤   B. 豆腐汤,馒头,土豆丝
    C. 菠菜,蛋汤,米饭   D. 鱼,土豆丝,猪肝汤
    E. 土豆丝,红烧肉,蛋汤

[名词解释]
1. 鼻饲法
2. 治疗饮食
3. 试验饮食

[简答题]
1. 何为无盐低钠饮食,适用于哪些患者,应如何控制食物?
2. 简述检测胃管是否在胃内的方法。
3. 为昏迷患者插胃管和拔胃管应注意什么?

[论述题]
1. 患者王某,男性,58 岁,因患胆囊炎胆石症而入院,入院检查剑突下疼痛、巩膜黄染,生命
   体征正常。请问:
   (1) 该患者的饮食应遵循什么原则?怎么给予?
   (2) 3 天后患者需做胆囊造影,如何为其做好饮食准备?
2. 患者李某,男性,71 岁,因脑出血昏迷入院,需鼻饲饮食。请问:
   (1) 给患者插胃管时应特别注意什么?
   (2) 如何证实胃管已插入胃内?

(唐庆蓉　王伟民)

项目 十二 冷热疗法

任务一 冷 疗 法

[临床病例]

患者张某,男性,32 岁,工人,感冒、咳嗽、咽喉疼痛,发热 39.6℃。

护理体格检查:神志清楚,T 39.5℃,P 95 次/分,R 22 次/分,护士根据此情况应如何为其物理降温?

[评估]

1. 患者的年龄、病情、冷疗部位局部组织状况、有无感觉障碍等。

2. 患者对使用冰袋目的、方法、注意事项及配合要点。

[计划]

1. 环境准备:病室安静、整洁,无对流风直吹患者,酌情关门窗。

2. 患者准备:体位舒适、愿意配合。

3. 自身准备:衣帽整洁、修剪指甲,洗手、戴口罩。

4. 用物准备:治疗盘内备冰袋或冰囊、布袋、毛巾、冰块、帆布袋、木槌、盆、冷水、勺等(图 12-1,图 12-2)。

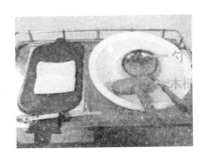

图 12-1 冷疗用物

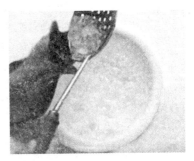

图 12-2 冷疗用冰

[实施]

冰袋使用操作流程图

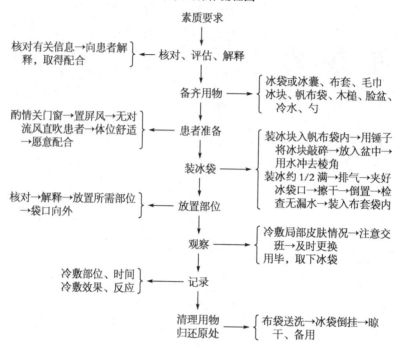

[评价]

操作评分表

项 目		项目总分	要 求	标准分	实际得分	备注
素质要求		6	服装鞋帽整齐,仪表大方 举止端庄,态度和蔼	3 3		
评估		6	了解病情、自理能力、合作程度 与患者沟通语言恰当、态度和蔼 耐心解释操作及配合方法	2 2 2		
操作前准备		6	备齐用物,放置合理 核对,了解病情,解释目的方法	3 3		
操作过程	备冰 装袋	20	将冰块放入帆布袋用锤子敲碎 放入盆中用冷水冲去棱角 用勺装冰袋 1/2 满	8 6 6		
	排气 加套	22	排出气体,倒置检查是否漏水 擦干 套布套	8 8 6		
	使用	10	放置部位正确 时间<30分钟	5 5		
	观察	10	观察皮肤、体温等变化 注意床边交班	5 5		

续表

项 目	项目总分	要 求	标准分	实际得分	备注
操作后	10	整理床单位	4		
		冰袋用后清洁,保存方法正确	3		
		洗手,正确记录	3		
评价	10	动作轻巧、正确、稳重,无冻伤患者	5		
		关爱患者,与患者沟通	5		
总分	100				

任务二 热 疗 法

[临床病例]

患者薛某,女性,82 岁,冠心病,手足冷。医嘱:热水袋保温。

[评估]

1. 患者病情、热疗部位皮肤状况,有无感觉障碍等。

2. 患者的活动能力、配合程度及对热的耐受度。

[计划]

1. 环境准备:病室安静、整洁,调节室温 18～22℃。

2. 患者准备:了解热水袋使用方法及注意事项。体位舒适、愿意配合。

3. 自身准备:衣帽整洁、修剪指甲,洗手、戴口罩。

4. 用物准备

(1) 热水袋及套、水温计、毛巾、水罐。

(2) 热水:成人 60～70℃,特殊患者＜50℃。(图 12-3,图 12-4)。

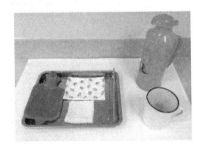

图 12-3 热疗用物

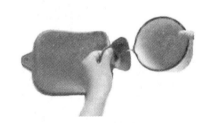

图 12-4 灌热水袋

[实施]

热水袋使用操作流程图

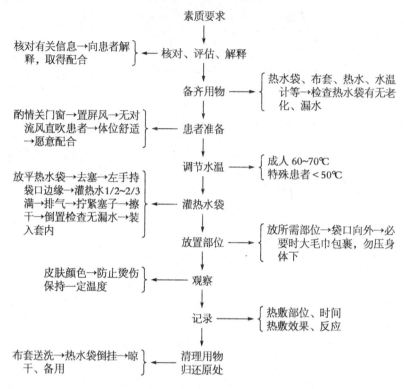

素质要求

↓

核对有关信息→向患者解释，取得配合 } ← 核对、评估、解释

↓

备齐用物 → { 热水袋、布套、热水、水温计等→检查热水袋有无老化、漏水

↓

酌情关门窗→置屏风→无对流风直吹患者→体位舒适→愿意配合 } ← 患者准备

↓

调节水温 → { 成人 60~70℃ 特殊患者＜50℃

↓

放平热水袋→去塞→左手持袋口边缘→灌热水1/2~2/3满→排气→拧紧塞子→擦干→倒置检查无漏水→装入套内 } ← 灌热水袋

↓

放置部位 → { 放所需部位→袋口向外→必要时大毛巾包裹，勿压身体下

↓

皮肤颜色→防止烫伤保持一定温度 } ← 观察

↓

记录 → { 热敷部位、时间 热敷效果、反应

↓

布套送洗→热水袋倒挂→晾干、备用 } ← 清理用物归还原处

[评价]

操作评分表

项 目		项目总分	要 求	标准分	实际得分	备注
素质要求		6	服装鞋帽整齐,仪表大方	3		
			举止端庄,态度和蔼	3		
评估		6	了解病情,自理能力,合作程度	3		
			热疗部位皮肤状况,有无感觉障碍	3		
操作前准备		6	备齐用物,放置合理	3		
			检查热水袋是否完好	3		
操作过程	备水测温	12	正确使用水温计	6		
			水温正确	6		
	灌水	20	灌水方法正确,排气、旋紧塞子	10		
			倒置检查无漏水,套布套	10		
	使用	10	放置部位恰当	4		
			袋口朝身体外侧	4		
			时间＜30分钟	2		
	观察	15	皮肤呈桃红色为宜,防止烫伤	5		
			出现皮肤潮红、疼痛,停止使用,局部涂凡士林	10		

续表

项　目	项目总分	要　求	标准分	实际得分	备注
操作后	15	妥善安置患者、整理床单位	6		
		热水袋倒空、倒挂、晾干,吹气,旋紧塞子	5		
		布套洗净,备用	4		
评价	10	动作轻巧、正确、稳重,未烫伤患者	5		
		关爱患者,与患者沟通	5		
总分	100				

能　力　检　测

[A₁ 选择题]

1. 反复使用冷、热疗法时,中间必须间隔多少时间
   A. 20 分钟　　　　　　　　　　B. 2 小时
   C. 1 小时　　　　　　　　　　D. 50 分钟
   E. 30 分钟

2. 乙醇擦浴后测量体温的时间是擦浴后
   A. 10 分钟　　　　　　　　　　B. 30 分钟
   C. 20 分钟　　　　　　　　　　D. 60 分钟
   E. 40 分钟

3. 持续用冷疗 1 小时后局部皮肤由白转为红润是因为发生何种效应
   A. 局部效应　　　　　　　　　　B. 继发效应
   C. 反射效应　　　　　　　　　　D. 远处效应
   E. 后续效应

4. 应用冷湿敷时更换敷布的时间为
   A. 1～2 分钟　　　　　　　　　　B. 10～15 分钟
   C. 3～5 分钟　　　　　　　　　　D. 6～10 分钟
   E. 15～20 分钟

5. 热疗的生理效应为哪一种
   A. 血管收缩　　　　　　　　　　B. 细胞代谢减少
   C. 需氧量减少　　　　　　　　　　D. 深部组织血流量减少
   E. 血液流动减慢

6. 应用烤灯治疗时一般灯距为多少厘米
   A. 30～50cm　　　　　　　　　　B. 15～25cm
   C. 10cm　　　　　　　　　　D. 25～35cm
   E. 55～60cm

7. 踝关节扭伤多少小时后可热敷
   A. 24 小时　　　　　　　　　　B. 72 小时
   C. 48 小时　　　　　　　　　　D. 12 小时

E. 60 小时

8. 面部危险三角区的感染禁用热疗是为了防止什么

A. 加重局部出血
B. 加重病情
C. 掩盖病情,难以确诊
D. 导致面部皮肤烫伤
E. 造成严重的颅内感染和败血症

9. 冷疗的生理效应为哪一种

A. 血管扩张
B. 神经传导速度加快
C. 体温升高
D. 淋巴液流动加快
E. 血液黏滞度增加

10. 高热患者乙醇擦浴后可以取下头部冰袋的体温是多少

A. 38℃以下
B. 37.5℃以下
C. 39℃以下
D. 39.5℃以下
E. 38.5℃以下

11. 可以采用热水坐浴的患者是哪一种

A. 阴道出血
B. 妊娠 8 个月
C. 月经量过多
D. 会阴部充血、疼痛
E. 急性盆腔炎症

12. 腹部禁用冷疗是为了防止什么

A. 体温骤降
B. 腹泻
C. 心率过慢
D. 微循环障碍
E. 呼吸节律异常

13. 可以应用热敷的患者是哪一种

A. 胃出血
B. 脑出血
C. 牙痛
D. 踝关节扭伤早期
E. 术后尿潴留

14. 为减轻牙痛可用什么方法

A. 冷疗法
B. 热疗法
C. 冷、热疗法反复交替使用
D. 先用冷疗再用热疗法
E. 先用热疗再用冷疗法

〔A₂ 选择题〕

15. 学生万某,男性,18 岁,篮球比赛时不慎踝部扭伤,应给予何种治疗

A. 局部按摩
B. 红外线照射
C. 松节油涂擦
D. 局部冷湿敷
E. 局部放置热水袋

16. 患者陈某,男性,35 岁,因高热行乙醇擦浴,置热水袋于头部是为了什么

A. 防止脑水肿
B. 防止头部充血
C. 提高脑组织对缺氧的耐受性
D. 有利于脑细胞功能的恢复
E. 防止心律失常

[名词解释]

1. 生理效应
2. 继发效应

[简答题]

1. 怎样预防冷、热疗法的继发效应?
2. 热疗法的生理效应有哪些?

[论述题]

请分析下列哪些情况需要用冷疗法或热疗法,并说明原因。

（1）末梢循环不良者;

（2）腰背痛;

（3）鼻出血。

（丁桂芬）

项目十二 排泄护理

任务一 大量不保留灌肠术

[临床病例]

患者苏某,女性,32 岁,主诉排便困难、腹胀感不适 1 周,无呕吐、腹痛。

检查:神志清楚,T 36.8℃,P 83 次/分,R 18 次/分,BP 100/70mmHg。

诊断:便秘。医嘱:生理盐水 1 000ml 灌肠。

[评估]

1. 核对患者信息,观察病情,患者情绪稳定,生命体征平稳,主诉便秘、腹胀不适 1 周,检查肛门部位皮肤、黏膜无异常。

2. 已向患者解释灌肠目的、方法和注意事项,并取得配合。

[计划]

1. 环境准备:病室安静、整洁,酌情关闭门窗、屏风遮挡,室温 18~22℃,光线充足。

2. 患者准备:能理解灌肠的目的,有安全感,愿意配合。

3. 自身准备:衣帽整洁、修剪指甲,洗手、戴口罩,熟悉灌肠法的操作程序。

4. 用物准备(图 13-1A,B,C)

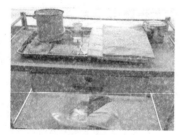
A. 灌肠用物

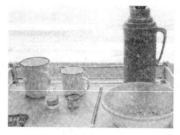
B. 配制灌肠液用物

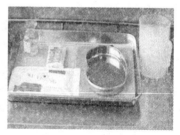
C. 灌肠用物(一次性)

图 13-1 灌肠术用物准备

（1）治疗车上层：治疗盘内备一次性无菌灌肠器一套（或灌肠筒一套）、肛管、血管钳（或调节器）、润滑剂、棉签、一次性治疗巾、弯盘；治疗盘外备手套、1 000ml 量杯 1 个，水温计，卫生纸。

（2）治疗车下层：必要时备便盆、便盆巾。

（3）其他：输液架，屏风。

（4）灌肠溶液：常用 0.1%～0.2% 的肥皂液或生理盐水。成人每次用量 500～1 000ml，小儿每次用量 200～500ml。溶液温度为 39～41℃，降温时为 28～32℃，中暑时为 4℃。

[实施]

大量不保留灌肠术操作流程图

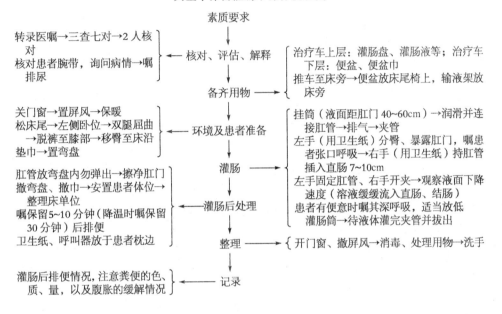

[评价]

操作评分表

项 目	项目总分	要 求	标准分	实际得分	备注
素质要求	2	服装鞋帽整齐	1		
		举止端庄，态度和蔼	1		
转录医嘱	3	转录执行单	1		
		2人核对床号、姓名、溶液名称、浓度、剂量、方法、时间	2		
评估	5	了解病情、自理能力、合作程度	2		
		与患者沟通语言恰当、态度和蔼	2		
		耐心解释操作及配合方法	1		
操作前准备	5	备齐用物，放置合理	3		
		灌肠液配置正确（浓度、量、温度）	2		

项 目	项目总分	要 求	标准分	实际得分	备注
安全 与 舒适	10	环境安排合理(关门窗、置屏风、劝退异性家属)	3		
		认真核对,注意患者安全	4		
		患者体位正确、舒适,注意保暖	3		
操作过程	灌肠	60	再次核对,臀下铺巾(平整、固定)	4		
			灌肠筒高度适宜	6		
			肛管润滑充分	2		
			排气方法正确,排出气体适当	5		
			溶液不沾湿衣单、地面	4		
			插管动作轻,手法正确,	8		
			肛管插入深度适宜	5		
			固定肛管不脱出	2		
			受阻时移动、挤压肛管	5		
			流入不畅时,处理正确	4		
			观察液体流入情况	5		
			拔管方法正确,无回流、无滴液	6		
			肛管放置妥当	4		
操作后	10	妥善安置患者及床单位	2		
		处理用物正确	3		
		观察患者灌肠后的排便情况	2		
		洗手,正确记录	3		
评价	5	动作轻巧、正确 操作时间<15 分钟,每超过 1 分钟,扣 1 分	5		
总分	100				

任务二 女患者导尿术

[临床病例]

患者郭某,女性,30 岁,分娩后 6h 未排尿,主诉腹部胀痛,有尿意,但不能排出,经诱导排尿无效。检查:T 37℃,P 90 次/分,R 22 次/分,BP 126/80mmHg。

诊断:尿潴留。医嘱:导尿。

[评估]

1. 核对患者信息,观察病情,患者精神状况尚好,生命体征平稳,自诉有尿意,但不能排出,检查会阴部皮肤、黏膜无异常。

2. 已向患者解释导尿目的、方法和注意事项,嘱咐其自行(或协助患者)清洗外阴,并取得配合。

[计划]

1. 环境准备：病室安静、整洁，酌情关闭门窗，室温 18～22℃，光线充足，屏风遮挡，并劝退异性家属。

2. 患者准备：能理解导尿的目的，有安全感，愿意配合。

3. 自身准备：衣帽整洁、修剪指甲、洗手、戴口罩，熟悉女患者导尿术的操作程序。

4. 用物准备(图 13-2，图 13-3)

(1) 治疗车上层：①无菌导尿包：治疗碗和弯盘各 1 个，尿管 10、12 号各 1 根。小药杯 2 个(1 个内盛 4 个棉球，另一个固定标本试管)，血管钳 2 把，液状石蜡棉球及瓶 1 个，标本试管 1 个，洞巾 1 块，包布 1 块；②外阴消毒包：治疗碗 1 个(内盛消毒液棉球 6～10 个，血管钳 1 把)，弯盘 1 个，一次性手套。也可使用生产厂商直接提供的一次性无菌导尿包；③其他：无菌持物钳和容器 1 套，无菌手套 1 双，消毒溶液，一次性尿垫 1 块，浴巾 1 条。

(2) 治疗车下层：必要时备便盆、便盆巾。

(3) 其他：屏风。

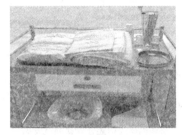 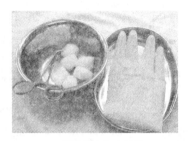 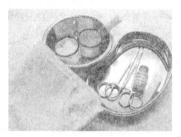

A. 导尿用物　　　　　　B. 外阴消毒包内用物　　　　　　C. 导尿包内用物

图 13-2　导尿术用物准备

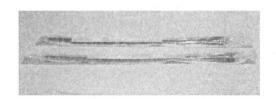

图 13-3　双腔气囊导尿管(一次性)

[实施]

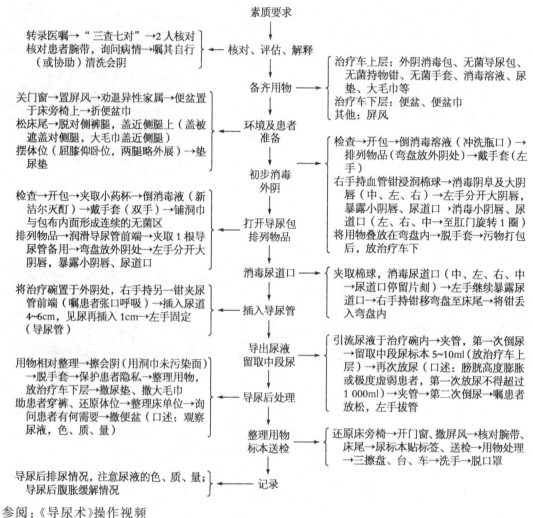

女患者导尿术操作流程图

素质要求

转录医嘱→"三查七对"→2 人核对 ←── 核对、评估、解释
核对患者腕带,询问病情→嘱其自行
(或协助)清洗会阴

备齐用物 ──→ 治疗车上层:外阴消毒包、无菌导尿包、
无菌持物钳、无菌手套、消毒溶液、尿
垫、大毛巾等
治疗车下层:便盆、便盆巾
其他:屏风

关门窗→置屏风→劝退异性家属→便盆置 ←── 环境及患者
于床旁椅上→折便盆巾 准备
松床尾→脱对侧裤腿,盖近侧腿上(盖被
遮盖对侧腿,大毛巾盖近侧腿)
摆体位(屈膝仰卧位,两腿略外展)→垫
尿垫

初步消毒 ──→ 检查→开包→倒消毒溶液(冲洗瓶口)→
外阴 排列物品(弯盘放外阴处)→戴手套(左
手)
右手持血管钳浸润棉球→消毒阴阜及大阴
唇(中、左、右)→左手分开大阴唇,
暴露小阴唇、尿道口,消毒小阴唇、尿
道口(左、右、中→至肛门旋转 1 圈)
将用物叠放在弯盘内→脱手套→污物打包
后,放治疗车下

检查→开包→夹取小药杯→倒消毒液(新 ←── 打开导尿包
洁尔灭酊)→戴手套(双手)→铺洞巾 排列物品
与包布内面形成连续的无菌区
排列物品→润滑导尿管前端→夹取 1 根导
尿管备用→弯盘放外阴处→左手分开大
阴唇,暴露小阴唇、尿道口

消毒尿道口 ──→ 夹取棉球,消毒尿道口(中、左、右、中
→尿道口停留片刻)→左手继续暴露尿
道口→右手持钳移弯盘至床尾→将钳丢
入弯盘内

将治疗碗置于外阴处,右手持另一钳夹尿 ←── 插入导尿管
管前端(嘱患者张口呼吸)→插入尿道
4~6cm,见尿再插入 1cm→左手固定
(导尿管)

导出尿液 ──→ 引流尿液于治疗碗内→夹管,第一次倒尿
留取中段尿 →留取中段尿标本 5~10ml(放治疗车上
层)→再次放尿(口述:膀胱高度膨胀
或极度虚弱患者,第一次放尿不得超过
1 000ml)→夹管→第二次倒尿→嘱患者
放松,左手拔管

用物相对整理→擦会阴(用洞巾未污染面) ←── 导尿后处理
→脱手套→保护患者隐私→整理用物,
放治疗车下层→撤尿垫、撤大毛巾
助患者穿裤、还原体位→整理床单位→询
问患者有何需要→撤便盆(口述:观察
尿液,色、质、量)

整理用物 ──→ 还原床旁椅→开门窗、撤屏风→核对腕带、
标本送检 床尾→尿标本贴标签、送检→用物处理
→三擦盘、台、车→洗手→脱口罩

导尿后排尿情况,注意尿液的色、质、量; ←── 记录
导尿后腹胀缓解情况

参阅:《导尿术》操作视频

[评价]

操作评分表

项 目	项目总分	要 求	标准分	实际得分	备注
素质要求	2	服装鞋帽整齐	1		
		举止端庄,态度和蔼	1		
转录医嘱	3	转录执行单	1		
		2 人核对床号、姓名	2		
评估	5	患者病情、膀胱充盈度,以及会阴部皮肤、黏膜情况	2		
		患者自理、合作程度,耐受力及心理反应	2		
		解释导尿目的、方法,语言文明,态度和蔼,嘱咐患者自行(或协助)清洗外阴	1		

项　目	项目总分	要　求	标准分	实际得分	备注
操作前准备	5	备齐用物,放置合理	3		
		洗手,戴口罩	2		
安全 与 舒适	10	环境安静、清洁(关门窗、置屏风)	3		
		核对医嘱,保护患者隐私,注意心理反应	4		
		患者体位舒适,注意保暖	3		
操作过程 导尿	60	操作者姿势正确,符合力学原理	2		
		核对,臀下铺巾(垫)平整、固定	2		
		初步消毒外阴,方法正确	5		
		打开导尿包不污染,放置合理	3		
		使用无菌钳、无菌物品不污染	4		
		戴无菌手套方法正确,不污染	4		
		铺洞巾方法正确,不污染	6		
		润滑导尿管不污染	6		
		消毒尿道口、阴唇方法正确	8		
		插管方法正确,深度适宜	8		
		留取中段尿、观察尿液性质及引流情况	6		
		拔管方法正确,并擦净会阴	6		
操作后	9	协助患者整理衣裤、床铺,恢复舒适卧位	3		
		处理用物正确	3		
		洗手,正确记录	3		
评价	6	动作熟练,步骤正确,关爱患者,沟通有效	3		
		分清无菌区与非无菌区(如严重污染为不及格)	3		
		操作时间 < 18 分钟,每超过 1 分钟,扣 1 分			
总分	100				

任务三　男患者导尿术

[临床病例]

　　患者韩某,男性,62 岁,主诉:一年前在无明显诱因下出现排尿不畅、终末滴沥,伴尿频。一天前出现排尿困难,遂来院就诊。急诊查 B 超:前列腺增生伴钙化,残余尿 500ml。检查:T 36.5℃,P 76 次/分,R 18 次/分,BP 128/80mmHg。

　　诊断:前列腺增生,急性尿潴留。医嘱:导尿。

[评估]

　　同女患者导尿术。

[计划]

　　1. 环境准备(图 13-4):同女患者导尿术。

2. 患者准备：同女患者导尿术。

3. 自身准备（图 13-5、图 13-6）：同女患者导尿术。

4. 用物准备：导尿包内多备纱布 2 块，其余同女患者导尿术。

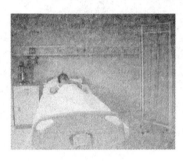 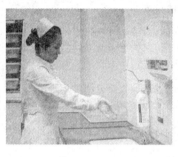 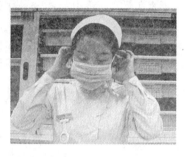

图 13-4　屏风遮挡　　　　　图 13-5　洗手　　　　　图 13-6　戴口罩

[实施]

男患者导尿术操作流程图

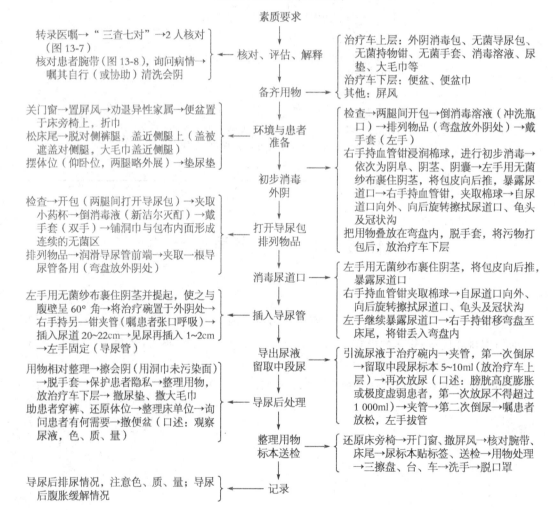

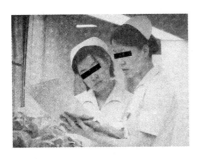

图 13-7 两人核对

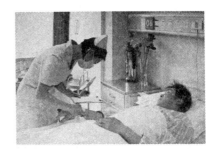

图 13-8 核对腕带

[评价]

操作评分表

项　　目	项目总分	要　　求	标准分	实际得分	备注
素质要求	2	服装鞋帽整齐	1		
		举止端庄,态度和蔼	1		
转录医嘱	3	转录执行单	1		
		2人核对床号、姓名	2		
评估	5	患者病情、膀胱充盈度,会阴部皮肤、黏膜情况	2		
		患者自理、合作程度,耐受力及心理反应	2		
		解释导尿目的、方法,语言文明,态度和蔼	1		
操作前准备	5	备齐用物,放置合理	3		
		洗手,戴口罩	2		
操作过程	安全与舒适	10	环境安静、清洁(关门窗、置屏风)	3		
			核对医嘱,保护患者隐私,注意心理反应	4		
			患者体位舒适,注意保暖	3		
	导尿	60	操作者姿势正确,符合力学原理	2		
			核对,臀下铺巾(垫)平整、固定	2		
			清洁、初步消毒阴茎方法正确	5		
			打开导尿包不污染,放置合理	3		
			使用无菌物品不污染	4		
			戴无菌手套方法正确、不污染	4		
			铺洞巾不污染	6		
			滑润导尿管不污染	6		
			纱布包裹阴茎,消毒尿道口方法正确	6		
			提起阴茎与腹壁呈60°角	3		
			插管方法正确,深度适宜	7		
			留取中段尿、观察尿液性质及引流情况	7		
			拔管方法正确,并擦净外阴	5		
操作后	9	协助患者整理衣裤、床铺,恢复舒适卧位	3		
		处理用物正确	3		
		洗手,正确记录	3		
评价	6	动作熟练,步骤正确,关爱患者,沟通有效	3		
		分清无菌区与非无菌区(如严重污染为不及格)	3		
		操作时间 < 18分钟,每超过1分钟,扣1分			
总分	100				

能 力 检 测

[A₁ 选择题]

1. 大量不保留灌肠的目的不包括哪一种
   A. 解除便秘、肠胀气
   B. 清洁肠道
   C. 灌入低温液体,为高温患者降温
   D. 肝昏迷患者,用肥皂水灌肠
   E. 稀释并清除肠道内的有害物质、减轻中毒

2. 保留灌肠时,应做到以下哪一点
   A. 选择稍细肛管
   B. 插入要深
   C. 液量不宜过多
   D. 压力要低,速度宜慢
   E. 以上都是

3. 膀胱刺激征的表现是什么
   A. 尿急、腰痛、尿频
   B. 尿频、尿急、尿痛
   C. 尿频、尿急、尿多
   D. 尿多、尿急、尿痛
   E. 尿频、尿多、尿痛

4. 盆腔器官手术前导尿的目的是什么
   A. 放出尿液减轻患者痛苦
   B. 收集尿培养标本
   C. 保持会阴部清洁干燥
   D. 排空膀胱,避免术中误伤
   E. 测定膀胱压力和容量

5. 不宜进行保留灌肠的患者是哪一种
   A. 抑郁失眠
   B. 慢性痢疾
   C. 高热惊厥
   D. 慢性阿米巴痢疾
   E. 痔疮术后第一天

6. 粪便性状异常的描述哪一项是错误的
   A. 上消化道出血呈柏油样便
   B. 完全性胆道阻塞时呈酱油色
   C. 消化不良时呈酸臭味
   D. 痢疾患者解黏液血便
   E. 肠套叠患者解果酱样便

7. 保留灌肠的溶液量不宜超过多少毫升
   A. 50ml
   B. 100ml
   C. 150ml
   D. 200ml
   E. 250ml

8. 肛管排气时,肛管保留时间应不超过多少时间
   A. 10 分钟
   B. 15 分钟
   C. 20 分钟
   D. 25 分钟
   E. 以上均不对

9. 给男性患者导尿时,提起阴茎与腹壁成60°角是为什么
   A. 耻骨下弯消失
   B. 耻骨前弯消失
   C. 耻骨前弯扩大
   D. 耻骨下弯扩大
   E. 膀胱颈肌肉松弛

10. 大量不保留灌肠溶液流入受阻时,首先应注意哪一点
    A. 嘱患者深呼吸   B. 降低灌肠筒
    C. 稍转动肛管   D. 抬高灌肠筒
    E. 嘱患者快速呼吸

11. 下列哪一项指标可了解肾脏的浓缩功能
    A. 尿比重   B. 尿酸碱度
    C. 尿量   D. 尿色
    E. 尿气味

12. 多尿是指 24 小时尿量多于多少毫升
    A. 1 000ml   B. 2 500ml
    C. 2 000ml   D. 3 000ml
    E. 1 500ml

13. 导尿前彻底清洁外阴的目的是什么
    A. 使患者清洁舒适   B. 防止污染导尿管
    C. 便于插管   D. 便于固定导尿管
    E. 易暴露尿道口

14. 长期留置导尿管患者发生尿液混浊、沉淀或有结晶时应怎么做
    A. 经常清洗尿道口   B. 及时更换卧位
    C. 热敷下腹部   D. 膀胱内给药
    E. 多饮水并冲洗膀胱

15. 对尿失禁患者护理,下列哪一项是错误的
    A. 协助患者更换卧位   B. 指导患者做骨盆底部肌肉锻炼
    C. 嘱患者多饮水以促进排尿反射   D. 每周 1～2 次做尿道口清洁
    E. 向患者讲解预防泌尿系统感染的重要性

16. 尿液比重正常波动范围是多少
    A. 1.005～1.010   B. 1.010～1.015
    C. 1.015～1.025   D. 1.025～1.030
    E. 1.030～1.035

17. 无尿是指 24 小时尿量少于多少毫升
    A. 50ml   B. 100ml
    C. 150ml   D. 200ml
    E. 400ml

[A₂ 选择题]

18. 患者向某,女性,55 岁,因尿毒症给予留置导尿,12 小时引流尿液 180ml,该患者属于
    什么
    A. 正常   B. 少尿
    C. 无尿   D. 多尿
    E. 尿闭

19. 患者王某,女性,25 岁,因胆道梗阻出现全身黄染,尿中有胆红素,其尿液颜色是什么

    A. 黄色   B. 暗红色

    C. 酱油色   D. 黄褐色

    E. 鲜红色

20. 患者陈某,男性,50 岁,因脊髓损伤致尿失禁,给予留置导尿管 7 天,引流通畅,近日发现尿液混浊,可采取的护理措施有哪些

    A. 及时拔除导尿管   B. 每天更换导尿管 1 次

    C. 定期消毒尿道口   D. 定时更换卧位

    E. 进行膀胱冲洗

[名词解释]

1. 尿失禁

2. 尿潴留

[简答题]

1. "1、2、3"灌肠液如何配制? 小量不保留灌肠的目的是什么?

2. 导尿时应注意哪些事项?

3. 留置导尿管时应如何预防逆行感染?

[论述题]

李某,女性,25 岁,顺产后 6 小时未排尿,主诉下腹胀痛,体检发现耻骨联合上膨隆,可扪及一囊性包块,叩之浊音。

(1) 请写出该产妇的主要护理诊断名称。

(2) 针对此诊断应采取哪些护理措施?

(顾建芳)

项目十四 给药法

任务一 药液抽吸法

[临床病例]

患者张某,女性,18岁,慢性支气管炎急性发作。医嘱:生理盐水 100ml,头孢哌酮舒巴坦注射剂 3.0g,静脉滴注,q12h;生理盐水 100ml,氨溴索注射剂 30mg,静脉滴注,q12h。

[评估]

1. 检查药液名称、浓度、剂量、有效期、批号,确保安瓿(瓶)无裂痕、药液质量完好。

2. 注射器及针头型号合适,包装完好,挤压无漏气,在有效期内。

[计划]

1. 环境准备:光线适宜,环境宽敞、安静、整洁,符合无菌操作要求。

2. 操作者准备:衣着整洁,修剪指甲,洗手,戴口罩。

3. 用物准备

(1) 注射盘:盘内放置无菌持物镊及罐、酒精棉球罐、无菌棉签、砂轮、皮肤消毒液。盘外备:弯盘、洗手液(图 14-1)。

(2) 注射器及针头:根据需要备不同型号注射器及针头(图 14-2)。

(3) 药物:按医嘱准备,常用的注射药物有溶液、油剂、混悬剂、结晶和粉剂。

(4) 注射本或注射单(图 14-3)。

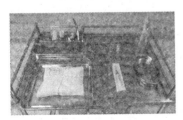

图 14-1 药液抽吸用物

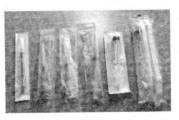

图 14-2 一次性注射器

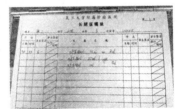

图 14-3 注射单

［实施］

药液抽吸操作流程图

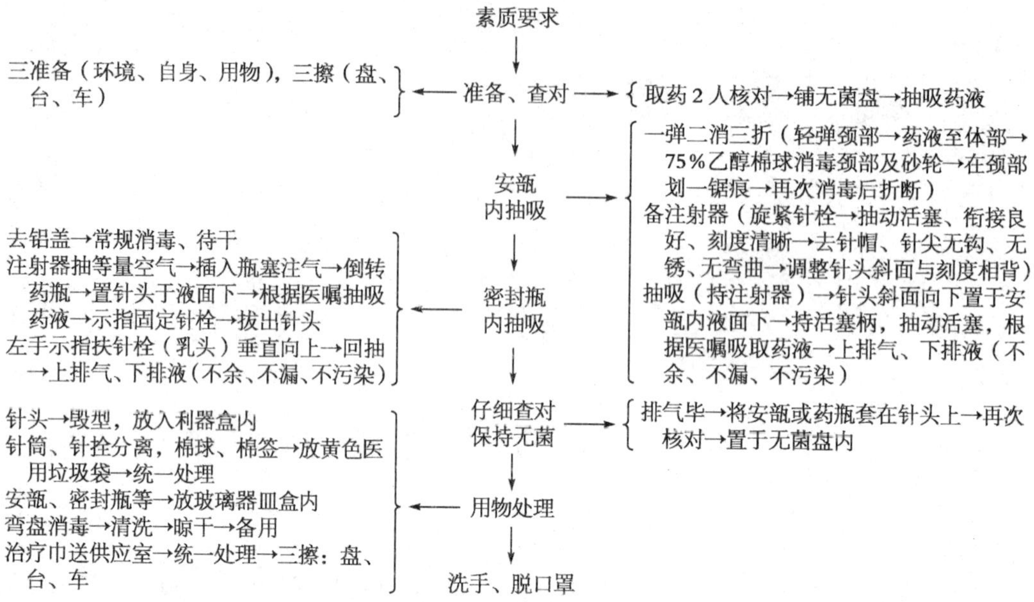
素质要求
三准备（环境、自身、用物），三擦（盘、台、车）
准备、查对
取药2人核对→铺无菌盘→抽吸药液
安瓿内抽吸
一弹二消三折（轻弹颈部→药液至体部→75%乙醇棉球消毒颈部及砂轮→在颈部划一锯痕→再次消毒后折断）
备注射器（旋紧针栓→抽动活塞、衔接良好、刻度清晰→去针帽、针尖无钩、无锈、无弯曲→调整针头斜面与刻度相背）
抽吸（持注射器）→针头斜面向下置于安瓿内液面下→持活塞柄，抽动活塞，根据医嘱吸取药液→上排气、下排液（不余、不漏、不污染）
去铝盖→常规消毒、待干
注射器抽等量空气→插入瓶塞注气→倒转药瓶→置针头于液面下→根据医嘱抽吸药液→示指固定针栓→拔出针头
左手示指扶针栓（乳头）垂直向上→回抽→上排气、下排液（不余、不漏、不污染）
密封瓶内抽吸
仔细查对保持无菌
排气毕→将安瓿或药瓶套在针头上→再次核对→置于无菌盘内
针头→毁型，放入利器盒内
针筒、针拴分离，棉球、棉签→放黄色医用垃圾袋→统一处理
安瓿、密封瓶等→放玻璃器皿盒内
弯盘消毒→清洗→晾干→备用
治疗巾送供应室→统一处理→三擦：盘、台、车
用物处理
洗手、脱口罩

［评价］

操作评分表

项　目		项目总分	要　求	标准分	实际得分	备注
素质要求		6	服装鞋帽整洁、仪表大方	3		
			举止端庄、态度和蔼	3		
操作前准备		12	环境符合操作要求，三擦（盘、台、车）	4		
			备齐用物，取药，2人核对，洗手，戴口罩	4		
			铺无菌盘	4		
操作过程	安瓿内抽吸	22	轻弹安瓿颈部，消毒并折断颈部	4		
			准备并检查注射器	4		
			根据医嘱抽吸药液，手法规范	4		
			上排气、下排液（不余、不漏、不污染）	4		
			抽吸剂量准确	6		
	密封瓶内抽吸	22	去铝盖，常规消毒瓶口及盖	2		
			抽等量空气注入瓶内	4		
			倒转药瓶，置针头于液面下	2		
			根据医嘱抽吸药液，手法规范	4		
			上排气、下排液（不余、不漏、不污染）	4		
			抽吸剂量准确	6		
	抽吸后	10	将安瓿或药瓶套在针头上	5		
			再次核对，置于无菌盘内	5		

项 目	项目总分	要 求	标准分	实际得分	备注
用物处理	12	针头毁型,放入利器盒内	2		
		针筒针拴分离,棉球棉签放黄色医用垃圾袋	2		
		安瓿密封瓶等放玻璃器皿盒内	2		
		弯盘(消毒、清洗、晾干、备用)	2		
		治疗巾(送供应室统一处理)	2		
		三擦:盘、台、车	2		
操作后	6	洗手、脱口罩、记录	6		
熟练程度	10	操作时间<6分钟	5		
		动作轻巧、准确、稳重,遵守无菌原则	5		
关键缺陷		严重违反无菌原则,出现差错,判为不及格			
总分	100				

任务二　皮 内 注 射 法

[临床病例]

患者张某,女性,18岁,扁桃体化脓。医嘱:青霉素药物过敏试验,立即执行。

[评估]

1. 评估患者的病情,了解患者的诊断和目前治疗情况、用药史、过敏史。

2. 评估患者的意识状态、心理反应、合作程度及对治疗计划的了解情况。

3. 评估患者注射部位皮肤的状况。

[计划]

1. 环境准备:光线适宜、环境宽敞、安静整洁,符合无菌操作要求。

2. 患者准备:能理解青霉素皮试的目的,有安全感,愿意接受过敏试验。

3. 操作者准备:衣帽整洁、修剪指甲,洗手、戴口罩。

4. 用物准备(以青霉素药物过敏试验法为例)

(1) 皮内注射用物:注射盘、盘内另加1ml注射器、$4\frac{1}{2}$~5号针头、青霉素皮试液(500U/ml)(图14-4)。

(2) 急救用物:①急救盒:0.1%盐酸肾上腺素、2ml注射器、6号针头(图14-5);②急救小车:备常用急救药物;③其他:氧气、吸痰器等。

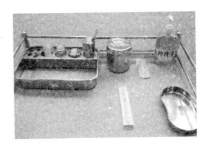

图14-4　皮内注射用物

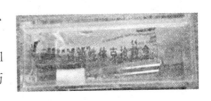

图14-5　急救盒

[实施]

皮内注射操作流程图

（以青霉素药物过敏试验法为例）

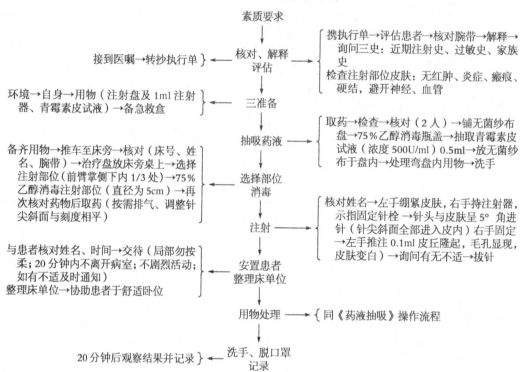

参阅：《皮内注射》操作视频

[评价]

操作评分表

项 目		项目总分	要 求	标准分	实际得分	备注
素质要求		6	服装鞋帽整洁、仪表大方	3		
			举止端庄、态度和蔼	3		
核对、评估		12	接到医嘱、转抄执行单	3		
			向患者解释，核对腕带	3		
			询问 3 史（近期注射史、过敏史、家族史）	3		
			检查注射部位皮肤	3		
三准备		8	环境准备、自身准备（洗手，戴口罩）	4		
			用物准备（注射盘、1ml 注射器、青霉素皮试液、急救盒）	4		
操作过程	抽药液	8	取药、检查、核对(2 人)	2		
			铺无菌纱布盘，75%乙醇消毒瓶盖	2		
			抽取青霉素皮试液（浓度 500U/ml）0.5ml	2		
			放无菌纱布盘内、处理弯盘内用物、洗手	2		

续表

项　目	项目总分	要　求	标准分	实际得分	备注
操作过程					
注射前	10	再次核对(床号、姓名、腕带)	2		
		选前臂掌侧下内 1/3 处	3		
		75％乙醇消毒注射部位(直径 5cm)	3		
		取药(按需排气、调整针尖斜面与刻度相平)	2		
注射中	20	核对姓名、左手绷紧皮肤	4		
		右手持注射器,示指固定针栓	4		
		针头与皮肤呈 5°角进针,右手固定	4		
		左手推注 0.1ml(皮丘隆起,毛孔显现,皮肤变白)	6		
		询问有无不适,拔针	2		
注射后	8	与患者核对姓名、核对时间	2		
		向患者交代(局部勿按柔;20 分钟内不离开病室; 不剧烈活动,如有不适及时通知)	4		
		整理床单位、协助患者于舒适卧位	2		
用物处理	12	同《药液抽吸》操作流程	12		
操作后	6	洗手、脱口罩、记录	6		
熟练程度	10	动作轻巧、准确、稳重,遵守无菌原则	10		
总分	100				

任务三　皮下注射法

[临床病例]

患者王某,男性,58 岁,糖尿病。医嘱:重组人胰岛素 14U 早餐前、12U 晚餐后,皮下注射,立即执行。

[评估]

1. 评估患者的病情,了解患者的诊断和目前治疗情况、用药史,以及所用药物的作用。

2. 评估患者的意识状态、心理反应、合作程度及对治疗计划的了解情况。

3. 评估患者注射部位皮肤及皮下组织的状况。

[计划]

1. 环境准备:光线适宜,环境宽敞、安静、整洁,符合无菌操作要求。

2. 患者准备:能理解皮下注射的目的,有安全感,愿意接受注射治疗。

3. 操作者准备:衣着整洁,修剪指甲、洗手,戴口罩。

4. 用物准备:注射盘内另加 1～2ml 注射器、5 号半或 6 号针头、注射卡,按医嘱备药(图 14-6)。

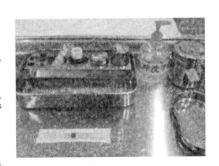

图 14-6　皮下注射用物

[实施]

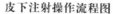

皮下注射操作流程图

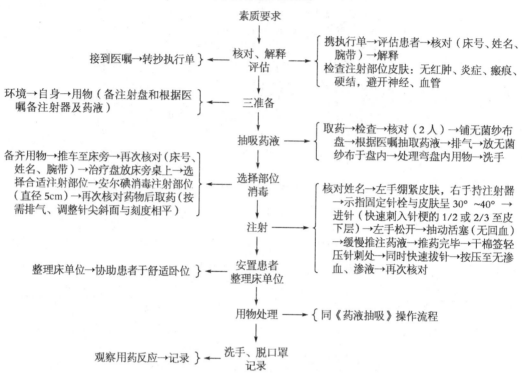

素质要求

接到医嘱→转抄执行单 } ← 核对、解释评估 → { 携执行单→评估患者→核对（床号、姓名、腕带）→解释
检查注射部位皮肤：无红肿、炎症、瘢痕、硬结，避开神经、血管

环境→自身→用物（备注射盘和根据医嘱备注射器及药液） } ← 三准备

抽吸药液 → { 取药→检查→核对（2人）→铺无菌纱布盘→根据医嘱抽取药液→排气→放无菌纱布于盘内→处理弯盘内用物→洗手

备齐用物→推车至床旁→再次核对（床号、姓名、腕带）→治疗盘放床旁桌上→选择合适注射部位→安尔碘消毒注射部位（直径5cm）→再次核对药物后取药（按需排气、调整针尖斜面与刻度相平） } ← 选择部位消毒

注射 → { 核对姓名→左手绷紧皮肤，右手持注射器→示指固定针栓与皮肤呈30°~40°→进针（快速刺入针梗的1/2或2/3至皮下层）→左手松开→抽动活塞（无回血）→缓慢推注药液→推药完毕→干棉签轻压针刺处→同时快速拔针→按压至无渗血、渗液→再次核对

整理床单位→协助患者于舒适卧位 } ← 安置患者整理床单位

用物处理 → { 同《药液抽吸》操作流程

观察用药反应→记录 } ← 洗手、脱口罩记录

[评价]

操作评分表

项目		项目总分	要求	标准分	实际得分	备注
素质要求		6	服装鞋帽整洁、仪表大方	3		
			举止端庄、态度和蔼	3		
核对、评估		12	接到医嘱、转抄执行单	4		
			向患者解释，核对腕带	4		
			检查注射部位皮肤	4		
三准备		8	环境准备、自身准备（洗手，戴口罩）	4		
			用物准备（注射盘、注射器、药液）	4		
操作过程	抽药液	8	取药、检查、核对（2人）	2		
			铺无菌纱布盘，根据医嘱抽取药液，排气	4		
			放无菌纱布盘内、处理弯盘内用物、洗手	2		
	注射前	18	再次核对（床号、姓名、腕带）	4		
			选择合适注射部位	6		
			安尔碘消毒注射部位（直径5cm）	4		
			取药（按需排气、调整针尖斜面与刻度相平）	4		

续表

项 目	项目总分	要 求	标准分	实际得分	备注
操 作 过 程	注射中 18	核对姓名、左手绷紧皮肤	3		
		右手持注射器,示指固定针栓	3		
		针头与皮肤呈30°~40°角快速进针(皮下层)	4		
		左手抽动活塞(无回血),缓慢推注药液	3		
		推药完毕,干棉签轻压针刺处,同时快速拔针按	3		
		压至无渗血、渗液,再次核对	2		
	注射后 4	整理床单位,协助患者于舒适卧位	4		
	用物处理 12	同《药液抽吸》操作流程	12		
	操作后 4	洗手、脱口罩、记录	4		
	熟练程度 10	动作轻巧、准确、稳重,遵守无菌原则	10		
	总分 100				

能 力 检 测

[A₁选择题]

1. 自安瓿内吸取药液的方法下列错误的一项是
   A. 将安瓿尖端的药液弹至体部
   B. 用乙醇棉签消毒安瓿颈部及砂轮
   C. 将砂轮在安瓿瓶颈部划一锯痕,折断安瓿
   D. 将注射器针头斜面向下,放在安瓿内液面下
   E. 抽动活塞,进行吸药

2. 需混合几种药物时,首先应注意什么
   A. 药物有无配伍禁忌　　　　　　B. 药物的有效期
   C. 药物的刺激性　　　　　　　　D. 各种药物浓度
   E. 安瓿有无裂痕

3. 易氧化和遇光变质的药物是哪一种
   A. 过氧乙酸、干酵母　　　　　　B. 疫苗、抗毒血清
   C. 硫酸亚铁、葡萄糖酸钙　　　　D. 乙醚、环氧乙酸
   E. 维生素C、氨茶碱

4. 每小时1次的外文缩写是哪一个
   A. qid　　　　　　　　　　　　B. qod
   C. qh　　　　　　　　　　　　D. qd
   E. qn

5. 内服药包装上的标签颜色是哪一种
   A. 蓝色　　　　　　　　　　　　B. 红色
   C. 黑色　　　　　　　　　　　　D. 绿色
   E. 棕色

6. 药物保管中,剧毒药使用的标签颜色是哪一种
    A. 蓝色
    B. 红色
    C. 黑色
    D. 绿色
    E. 棕色

7. 需在 2～10℃低温箱保管的药物是哪一种
    A. 维生素 E
    B. 氨茶碱
    C. 地西泮
    D. 胰岛素
    E. 氨苄西林

8. 有关皮内注射论述,下列哪一项是错误的
    A. 不用碘酊消毒
    B. 拔针时勿按压
    C. 只用于药物过敏试验
    D. 部位可在前臂掌侧下端
    E. 进针角度为 5°

9. 皮下注射的部位,下列哪一项是错误的
    A. 上臂三角肌下缘
    B. 大腿外侧方
    C. 两侧腹壁
    D. 手背
    E. 后背

10. 皮内注射过程中,下述哪一项是错误的
    A. 严格三查七对
    B. 用 70% 乙醇消毒皮肤
    C. 注药量 0.1ml
    D. 拔针后,用无菌棉签按压进针处
    E. 针尖与皮肤呈 5°角刺入

11. 为患者做皮内试验,最重要的准备工作是哪一种
    A. 环境要清洁、宽敞
    B. 询问患者有无过敏史
    C. 抽药量要正确
    D. 选择合适的注射部位
    E. 备好 70% 乙醇及无菌棉签

[A₂ 选择题]

12. 患者林某,男性,50 岁,患糖尿病需长期注射胰岛素,出院时护士对其进行健康教育,下列哪一种说法不妥
    A. 不可在发炎、有瘢痕、硬结处注射
    B. 要在上臂三角肌处注射
    C. 行皮下注射,进针角度为 30°～40°
    D. 注射区皮肤需消毒
    E. 进针后抽动活塞不能有回血

13. 患者纪某,女性,26 岁,生殖系统感染,服用磺胺类药物时,护士嘱其多饮水,其主要的目的是什么
    A. 减少对消化道的刺激
    B. 降低药物在体内的血药浓度
    C. 减轻肝脏负担
    D. 降低药物毒性
    E. 增加溶解,避免尿少时析出结晶

14. 患者陈某,男性,70 岁,充血性心力衰竭,服用洋地黄。护士为其发药时要特别注意什么
    A. 核对患者的床号、姓名
    B. 叮嘱患者空腹服药
    C. 服药前仔细测量患者的脉搏
    D. 嘱患者卧床休息,减少剧烈运动

E. 询问服药后有无不适

15. 患者许某,女性,56岁,心力衰竭伴呼吸道感染,护士发药时告知,在其所服药中,最后服用的是

A. 地高辛   B. 止咳糖浆

C. 维生素 B_1 D. 阿莫西林

E. 呋塞米

16. 患者魏某,女性,45岁,因糖尿病住院治疗。医嘱:普通胰岛素 8U,ac,H。护士应为其执行的时间是什么

A. 上午   B. 饭后

C. 临睡前   D. 必要时

E. 饭前

[X 选择题]

17. 皮下注射法的目的是什么

A. 预防接种   B. 局部麻醉用药

C. 需较迅速达到药效   D. 各种药物过敏试验

E. 注射刺激性强的药

18. 为患者进行皮下注射时应注意什么

A. 刺入角度不宜超过 30°,以免刺入肌层

B. 避免注射对皮肤有刺激作用的药液

C. 经常注射者,应更换部位

D. < 1ml 药量时,必须用 1ml 注射器抽取

E. 忌用碘酊消毒,以免影响观察

[名词解释]

1. 皮内注射法

2. 皮下注射法

[简答题]

1. 列出常用药物过敏试验皮试药液的浓度。

2. 简述为过瘦患者进行皮下注射的操作方法。

[论述题]

患者邱某,女性,24岁,患抑郁症。因口服敌百虫自尽被送急诊。查体:躁动,瞳孔缩小,两肺布满湿啰音。对该患者如何做到安全正确给药?

(马志华)

任务四　青霉素过敏试验液的配制

[临床病例]

患者张某,男性,18岁,因发热、咽喉肿痛、咳嗽2天就诊。诊断为"急性扁桃体炎"。医嘱:①青霉素80万U肌内注射q8h;②青霉素皮试立即。护士即刻配制青霉素皮试液。

[评估]

1. 核对患者信息,用药史(是否用过青霉素,有无过敏、停药时间、批号),过敏史、家族史。

2. 患者对青霉素药物的认知,对皮试的了解情况、心理反应与合作程度,已向患者解释青霉素皮试目的、方法和注意事项,并取得配合。

[计划]

1. 环境准备:室温适宜、光线充足、环境安静。

2. 患者准备:能理解青霉素皮试的目的,有安全感,愿意接受过敏试验。

3. 自身准备:衣帽整洁、修剪指甲,洗手、戴口罩。

4. 用物准备:同皮内注射法。

[实施]

配制青霉素皮试液操作流程图

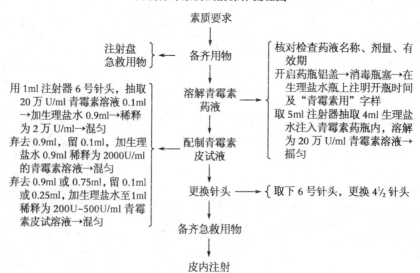

[评价]

操作评分表

项 目	项目总分	要 求	标准分	实际得分	备注
素质要求	6	服装、鞋帽整洁	2		
		仪表大方,举止端庄	2		
		语言柔和恰当,态度和蔼可亲	2		
操作前准备	6	备齐用物,放置合理,洗手,戴口罩	3		
		环境符合无菌操作的要求	3		
操作过程	检查核对	12	查对药物、注射卡	4		
		检查药物标签、质量	4		
		去铝盖中心部分,消毒瓶塞,待干	2		
		锯安瓿,消毒锯痕处	2		
	配制原液	26	选择合适的注射器、针头	2		
		正确吸取适量等渗盐水	6		
		排气至剂量准确	6		
		将等渗盐水注入瓶内,溶解青霉素	2		
		配成原液浓度准确(20万 U/ml)	6		
		再次查对	2		
		重新消毒瓶塞	2		
	配制皮试液	36	选择合适的注射器、针头			
		取原液 0.1ml,加等渗盐水至 1ml(2万 U/ml)	2		
		留取 0.1ml,加等渗盐水至 1ml(2 000U/ml)	6		
		留取 0.1～0.25ml,加等渗盐水至 1ml(200～500U/ml)	5		
			5		
		以上每次均需摇匀,剂量准确,持注射器方法正确	10		
			4		
		套上安瓿,放于无菌盘内	4		
		最后查对			
操作后	4	清理用物,洗手	4		
熟练程度	10	严格执行查对制度,无菌观念强	5		
		操作熟练,剂量准确	5		
总分	100				

能 力 检 测

[A₁选择题]

1. 对接受青霉素治疗的患者,停药几天以上,必须重新做过敏试验

    A. 1天   B. 4天

    C. 2天   D. 3天

    E. 5天

2. 青霉素进入人体后,刺激机体产生的抗体是哪一种

    A. IgA   B. IgG

  C. IgE   D. IgD

  E. IgM

3. 青霉素过敏性休克,抢救时首先采取的措施是什么

  A. 立即通知医生抢救   B. 静脉注射 0.1% 肾上腺素

  C. 静脉输液,给予氢化可的松   D. 立即吸氧,行胸外心脏按压

  E. 立即停药,平卧,皮下注射 0.1% 肾上腺素

4. 破伤风抗毒素脱敏注射,下列哪一项方法是正确的

  A. 分 2 次量,平均每隔 20 分钟一次   B. 分 3 次量,平均每隔 20 分钟一次

  C. 分 4 次量,平均每隔 20 分钟一次   D. 分 4 次量,由小到大,每隔 10 分钟一次

  E. 分 4 次量,由小到大,每隔 20 分钟一次

5. 青霉素皮试阳性的局部表现不包括哪一种

  A. 试敏处皮丘隆起   B. 皮肤红晕硬块

  C. 皮丘直径超过 0.1cm   D. 局部红晕周围有伪足

  E. 皮肤有痒感

6. 青霉素过敏试验可疑阳性者,应用什么溶液作对照试验

  A. 利多卡因   B. 注射用水

  C. 0.9% 氯化钠溶液   D. 2.5% 葡萄糖等渗溶液

  E. 葡萄糖盐水

7. 青霉素过敏性休克,最早出现的症状是哪一个

  A. 中枢神经系统症状   B. 循环衰竭症状

  C. 消化道症状   D. 呼吸道症状

  E. 泌尿道症状

8. 青霉素皮试液的浓度是多少

  A. 200~500U/ml   B. 2 500U/ml

  C. 150U/ml   D. 0.75mg/ml

  E. 0.05mg/ml

9. 破伤风抗毒素皮试液的浓度是多少

  A. 200~500U/ml   B. 2 500U/ml

  C. 150U/ml   D. 0.75mg/ml

  E. 0.05mg/ml

10. 青霉素过敏反应引起的消化道症状是什么

  A. 恶心、呕吐、腹胀   B. 腹痛、便血

  C. 腹胀、腹痛、腹泻   D. 腹胀、便秘

  E. 呕吐、腹泻

[A₂ 选择题]

11. 患者纪某,男性,26 岁,青霉素皮试过程中,如出现胸闷、气急、面色苍白、脉搏细速,下列错误的是哪一项

  A. 患者平卧   B. 停止给药

C. 皮下注射异丙基肾上腺素　　　　　D. 氧气吸入

E. 保暖

12. 结核患者使用链霉素治疗过程中,出现全身麻木抽搐,此时选用治疗的药物是哪一种

A. 10%葡萄糖酸钙　　　　　　　　　B. 0.1%肾上腺素

C. 新斯的明　　　　　　　　　　　　D. 地塞米松

E. 山梗茶碱

[简答题]

1. 请简述配制破伤风抗毒素皮试液的过程及皮试结果的观察。

2. 如何观察和记录青霉素皮试结果?

[论述题]

患者,女性,24 岁,因扁桃体炎在村卫生室肌注青霉素 80 万 U。青霉素皮试(一)。5 分钟后患者在回家的路上,突然感到胸闷、气促、面色苍白、出冷汗,并随即跌倒在地。被路人发现急送入院。体检:脉搏细弱,BP 90/60mmHg,呼之不应。请问:

(1) 该患者发生了什么情况?

(2) 临床表现有哪些?

(3) 应如何抢救?

任务五　肌 内 注 射 法

[临床病例]

患者王某,女性,45 岁,因急性胆囊炎收治入院。经医生检查确诊后,给予医嘱:山莨菪碱(654-2)10mg,肌内注射,立即。

[评估]

1. 核对患者信息、病情及治疗情况。

2. 协助患者取左侧卧位,上腿伸直,下腿弯曲,注射部位肌肉放松,皮肤无红肿、炎症、瘢痕及皮肤病变。

3. 向患者解释肌内注射目的、方法和注意事项,并取得配合。

[计划]

1. 环境准备:病室安静、整洁,光线充足,温度适宜,符合无菌操作要求,酌情屏风遮挡。

2. 患者准备:理解肌内注射的目的,能积极配合,取舒适体位并暴露注射部位。

3. 自身准备:衣帽整洁、修剪指甲,洗手、戴口罩。

4. 用物准备

(1) 注射盘:内加 2ml 注射器及针头 1 付。

（2）注射卡：遵医嘱准备药液。

（3）集体肌内注射盘：集体注射时准备（图14-7）。

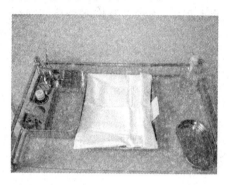

图 14-7　肌内注射盘

[实施]

肌内注射操作流程图

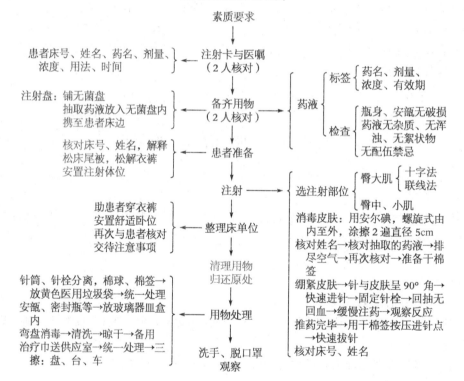

素质要求

患者床号、姓名、药名、剂量、浓度、用法、时间 ← 注射卡与医嘱（2人核对）

标签：药名、剂量、浓度、有效期

注射盘：铺无菌盘　抽取药液放入无菌盘内　携至患者床边 ← 备齐用物（2人核对） → 药液

检查：瓶身、安瓿无破损　药液无杂质、无浑浊、无絮状物　无配伍禁忌

核对床号、姓名，解释　松床尾被，松解衣裤　安置注射体位 ← 患者准备

注射 → 选注射部位：臀大肌{十字法、联线法}　臀中、小肌

助患者穿衣裤　安置舒适卧位　再次与患者核对　交待注意事项 ← 整理床单位

消毒皮肤：用安尔碘，螺旋式由内至外，涂擦2遍直径5cm

核对姓名→核对抽取的药液→排尽空气→再次核对→准备干棉签

清理用物归还原处

针筒、针栓分离，棉球、棉签→放黄色医用垃圾袋→统一处理　安瓿、密封瓶等→放玻璃器皿盒内　弯盘消毒→清洗→晾干→备用　治疗巾送供应室→统一处理→三擦：盘、台、车 ← 用物处理

绷紧皮肤→针与皮肤呈90°角→快速进针→固定针栓→回抽无回血→缓慢注药→观察反应　推药完毕→用干棉签按压进针点→快速拔针　核对床号、姓名

洗手、脱口罩　观察

参阅：《肌内注射》操作视频

108

[评价]

操作评分表

项 目		项目总分	要 求	标准分	实际得分	备注
素质要求		5	服装、鞋帽整洁	1		
			仪表大方,举止端庄	2		
			语言柔和恰当,态度和蔼可亲	2		
操作前准备		12	洗手,戴口罩	2		
			备齐用物	2		
			两人核对取药	4		
			铺无菌盘(铺无菌巾或无菌纱布)	4		
操作过程	抽液	20	检查药液	4		
			锯安瓿、开瓶一次完成	4		
			抽液方法准确(安瓿、密封瓶)	4		
			不余、不漏、不污染	6		
			排气方法正确	2		
	患者准备	20	核对(7项)	4		
			解释目的和方法	4		
			安置卧位,注意保护隐私	4		
			正确选择注射部位(两种定位方法)	8		
	消毒皮肤	4	消毒皮肤范围、方法正确	4		
	排气	2	排气方法正确,不浪费药液,再次核对	2		
	注射	16	再次核对	4		
			绷紧皮肤	2		
			进针角度、深度适宜	4		
			抽回血,注药速度适宜	4		
			关心患者反应	2		
	拔针	2	迅速拔针,用干棉签按压进针点	2		
	观察	6	核对	2		
			注药后反应,针对性保健指导	4		
操作后		5	整理床单位,合理安置患者	2		
			清理用物,注射器及针头处理正确	2		
			洗手	1		
熟练程度		8	动作轻巧、准确、稳重、安全,无菌概念强	5		
			注意节力原则,操作时间<15分钟	3		
总分		100				

能 力 检 测

[A₁选择题]

1. 需混合注射几种药物时,首先应注意什么

A. 药物有无配伍禁忌   B. 药物的有效期

C. 安瓿有无裂痕   D. 药物的刺激性

E. 各种药物浓度

2. 臀大肌注射时患者侧卧的正确姿势是哪一种
    A. 下腿伸直,上腿弯曲   B. 上腿伸直,下腿弯曲
    C. 两腿伸直   D. 两腿弯曲
    E. 双膝向腹部弯曲

3. 对长期进行肌内注射的患者,护士在注射前要特别注意什么
    A. 评估患者局部组织状态   B. 针梗不可全部刺入
    C. 患者体位的舒适   D. 认真消毒患者局部皮肤
    E. 询问患者有无过敏史

4. 上臂肌内注射的部位是哪里
    A. 三角肌下缘2~3横指   B. 三角肌上缘2~3横指
    C. 肱二头肌下缘   D. 上臂外侧肩峰下2~3横指
    E. 上臂内侧肩峰下2~3横指

5. 为使臀部肌肉放松,肌内注射应采取的姿势是哪一种
    A. 侧卧位:下腿伸直,上腿弯曲   B. 俯卧位:足尖相对足跟分开
    C. 坐位:腰背前倾   D. 仰卧位:足尖分开足跟相对
    E. 站立位:身体偏向注射侧

6. 婴幼儿肌内注射的最佳部位是哪里
    A. 臀大肌   B. 臀中肌和臀小肌
    C. 三角肌   D. 股外侧肌
    E. 腹壁肌

7. 成年人肌内注射首选部位是哪里
    A. 臀大肌   B. 臀中肌
    C. 三角肌   D. 臀小肌
    E. 腹壁肌

8. 下列哪一项不是肌内注射部位易发生硬结的原因
    A. 药液刺激性大   B. 药液注入过浅
    C. 药液浓度过大   D. 药液相互作用
    E. 注射药量过大

9. 下列哪个不是选择肌内注射部位的原则
    A. 肌肉较厚处   B. 远离大神经、大血管处
    C. 皮肤无湿疹处   D. 皮肤无炎症处
    E. 皮下脂肪丰厚处

10. 下列哪一项不符合无痛注射
    A. 注意配伍禁忌   B. 分散患者注意力
    C. 两快一慢的注射术   D. 正确的体位,使肌肉放松
    E. 刺激性强的药液深部肌注,以免疼痛

[简答题]

1. 请简述臀大肌肌内注射部位定位的"十字法"和"联线法"。

2. 如何减轻患者肌内注射时的疼痛感?

任务六　静 脉 注 射 法

[临床病例]

　　患者刘某,女性,18 岁,因参加军训时突然晕倒,急诊送入医院,经检查,诊断为"低血糖休克"。医嘱:50%葡萄糖溶液 50ml 静脉注射,立即。

[评估]

　　1. 患者病情、治疗情况、意识状态、肢体活动能力、用药史、所用药物的药理作用及副作用。

　　2. 穿刺部位皮肤状况、静脉充盈度及管壁情况。

　　3. 患者理解注射目的及注意事项,积极配合,取舒适体位并暴露注射部位。

[计划]

　　1. 环境准备:病室安静、整洁,光线充足,符合无菌操作要求。

　　2. 患者准备:理解静脉注射的目的,愿意接受并积极配合。

　　3. 自身准备:衣帽整洁、修剪指甲,洗手、戴口罩,熟悉药物的药理作用。

　　4. 用物准备(图 14-8)

　　(1) 注射盘:内备注射器(根据药量准备)、6~9 号针头或头皮针。

　　(2) 止血带、静脉小枕、胶布。

　　(3) 注射单,根据医嘱准备药液。

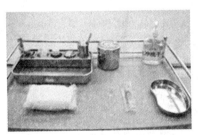

图 14-8　注射盘、注射器静脉小枕

[实施]

静脉注射操作流程图

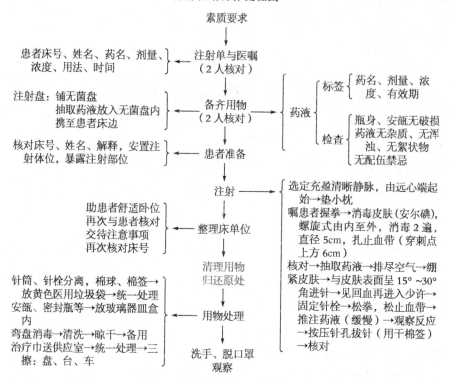

[评价]

操作评分表

项　　目		项目总分	要　　求	标准分	实际得分	备注
素质要求		5	服装、鞋帽整洁	1		
			仪表大方,举止端庄	2		
			语言柔和恰当,态度和蔼可亲	2		
操作前准备		10	洗手,戴口罩	2		
			备齐用物	4		
			铺无菌盘(铺无菌巾或无菌纱布)	4		
操作过程	准备药物	20	2人核对注射卡、药物	4		
			消毒安瓿	4		
			抽吸药液和排气方法正确	10		
			安瓿套针头放妥	2		
	患者准备	10	核对(7项),解释	4		
			选合适静脉,垫枕	2		
			距进针点上方6cm处扎止血带	4		
	消毒皮肤	4	常规消毒皮肤(范围、方法)	4		

续表

项 目		项目总分	要　求	标准分	实际得分	备注
操作过程	进针	26	排气方法正确,不浪费药液,再次核对	6		
			握拳,进针角度深度适宜,见回血后再进少许	10		
			放松止血带,松拳,固定注射器与针头,缓慢注	8		
			入药物			
			关心患者	2		
	拔针	8	注射完毕以干棉签按压穿刺点迅速拔针	4		
			核对	2		
			密切观察用药后反应(局部、全身)	2		
操作后		7	整理床单位,合理安置和询问患者	4		
			清理用物,正确处理注射器及针头	2		
			洗手	1		
熟练程度		10	动作轻巧、准确、稳重、安全,无菌概念强	5		
			注意节力原则,操作时间<15分钟	5		
总分		100				

能 力 检 测

[A₁选择题]

1. 进行四肢浅静脉注射时,止血带应扎于何处
   A. 穿刺点上方3cm处
   B. 穿刺点上方6cm处
   C. 腕关节上6cm处
   D. 穿刺血管上方5cm处
   E. 穿刺点下方6cm处

2. 股静脉的穿刺部位在哪里
   A. 股动脉外侧,0.5cm处进针
   B. 股神经内侧,0.5cm处进针
   C. 股神经和股动脉之间
   D. 股神经外侧,0.5cm处进针
   E. 股动脉内侧,0.5cm处进针

3. 股静脉穿刺的正确体位是何种
   A. 仰卧,下肢伸直
   B. 仰卧,下肢伸直略外展外旋
   C. 仰卧,屈膝
   D. 仰卧,下肢伸直,略内收
   E. 仰卧,屈膝略外展

4. 亚急性细菌性心内膜炎做血培养时,采血标本最适宜的时间应在何时
   A. 发热时,抗生素应用前
   B. 发热后,抗生素应用后
   C. 任何时间均可
   D. 发热前,抗生素应用后
   E. 发热时,抗生素应用后

5. 做血液气体分析的血标本应放置于何处
   A. 清洁试管中密封
   B. 肝素抗凝注射器中密封
   C. 无菌液体石蜡油试管中密封
   D. 枸橼酸钠试管中
   E. 草酸钾抗凝试管中密封

6. 静脉注射时选择的血管错误的是哪一种

    A. 较粗直   B. 易于固定

    C. 弹性好   D. 避开静脉瓣

    E. 靠关节处

7. 下列哪一项不是采集血标本时应完成的工作

    A. 向患者解释留验的目的、要求   B. 向患者详细介绍检验操作方法

    C. 将血液沿管壁缓慢注入   D. 泡沫勿注入试管内

    E. 避免震荡

[A₂ 选择题]

8. 患者李某,男性,30 岁,在 25% 葡萄糖溶液静脉注射中,患者诉说疼痛,推注稍有阻力,局部肿胀,抽针管无回血,应考虑哪些

    A. 针头滑出血管外   B. 针头部分阻塞

    C. 针头斜面紧贴血管壁   D. 静脉有痉挛

    E. 针头斜面一部分穿透下面血管壁

9. 患者赵某,男性,49 岁,高热 1 周,可疑败血症,医嘱做血培养,其目的是什么

    A. 测定血氧含量   B. 测定转氨酶

    C. 查找血液中致病菌   D. 测定尿素氮

    E. 检测血糖

10. 患者李某,男性,40 岁,10% 葡萄糖酸钙 10ml 静脉注射,护士在操作中下列哪一项错误

    A. 止血带应扎压在穿刺上方 6cm 处   B. 进针前左手固定皮肤,右手持针穿刺

    C. 见回血,立即松拳,松止血带,松调节器   D. 固定针头,缓慢注药

    E. 拔针时,干棉签不可按压过重

11. 患者孙某,男性,50 岁,发热 2 周,伴进行性贫血、全身乏力而入院。体温 39.2℃,B 超显示脾肿大,初步诊断为亚急性细菌性心内膜炎,需做血培养进一步明确诊断,应采集静脉血标本多少毫升

    A. 2～3ml   B. 4～5 ml

    C. 6～8 ml   D. 10～15 ml

    E. 18～20 ml

[简答题]

1. 简述静脉注射常见的失败原因。

2. 静脉注射对组织有强烈刺激性的药物时,应采取何种措施防止药液外溢而致组织坏死?

[论述题]

    列表比较皮内、皮下、肌内、静脉四种注射方法(包括各种概念、目的、部位、用物、角度、深度、回抽、拔针)。

(唐庆蓉　王伟民)

项目十五 静脉输液与输血

任务一 周围静脉输液法

[临床病例]

患者李某,女性,67 岁,阑尾炎术后补液,医嘱：0.9％氯化钠注射液 300ml,头孢噻肟钠 4.0g,静脉滴注,每日一次 。

[评估]

1. 全身情况：患者的年龄、病情、意识状态及营养状况等。

2. 局部情况：评估患者穿刺部位的皮肤、血管状况及肢体活动度。

3. 心理状态：评估患者心理反应、情绪及配合程度。

4. 健康知识：患者是否了解静脉输液的目的、方法及配合要点。

[计划]

1. 环境准备：病室整洁、安静,必要时适当调节室温。

2. 患者准备：了解输液的目的,排空大小便,取舒适卧位。

3. 操作者准备：衣帽整洁,洗手,戴口罩。

4. 用物准备(图 15-1,图 15-2)

(1) 注射盘 1 套,弯盘,加药用注射器及针头。

(2) 止血带、小垫枕,治疗巾,输液敷贴,胶布,开瓶器,砂轮,瓶套,必要时备夹板、绷带。

(3) 按医嘱准备液体及药物。

(4) 输液卡、输液巡视记录单、输液架。

(5) 输液器 1 套,静脉留置输液另备输液留置针 1 套,封管液(无菌生理盐水或稀释肝素溶液),必要时备输液泵。

(6) 免冲洗手液、污物缸、锐器盒等。

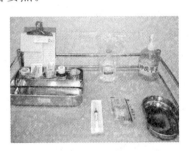

图 15-1 静脉输液用物

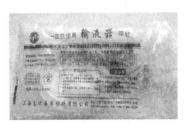

图 15-2 一次性输液器

[实施]

密闭式周围静脉输液法操作流程图

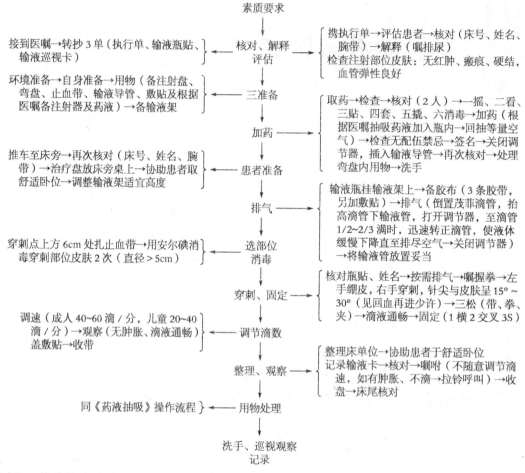

素质要求
↓
接到医嘱→转抄 3 单（执行单、输液瓶贴、 ←——核对、解释 ——→ 携执行单→评估患者→核对（床号、姓名、
输液巡视卡）　　　　　　　　　　　　　　评估　　　　　　腕带）→解释（嘱排尿）
　　　　　　　　　　　　　　　　　　　　　　　　　　　　检查注射部位皮肤：无红肿、瘢痕、硬结，
　　　　　　　　　　　　　　　　　　　　↓　　　　　　　血管弹性良好

环境准备→自身准备→用物（备注射盘、 ←——三准备
弯盘、止血带、输液导管、敷贴及根据
医嘱备注射器及药液）→备输液架　　　　↓　　　　　　取药→检查→核对（2 人）→一摇、二看、
　　　　　　　　　　　　　　　　　　　加药 ——→ 三贴、四套、五撬、六消毒→加药（根
　　　　　　　　　　　　　　　　　　　　　　　　　据医嘱抽吸药液加入瓶内→回抽等量空
推车至床旁→再次核对（床号、姓名、腕 ←——患者准备　　气）→检查无配伍禁忌→签名→关闭调
带）→治疗盘放床旁桌上→协助患者取　　　　　　　　　节器，插入输液导管→再次核对→处理
舒适卧位→调整输液架适宜高度　　　　　↓　　　　　　弯盘内用物→洗手

　　　　　　　　　　　　　　　　　　　排气 ——→ 输液瓶挂输液架上→备胶布（3 条胶带，
　　　　　　　　　　　　　　　　　　　　　　　　　另加敷贴）→排气（倒置茂菲滴管，抬
　　　　　　　　　　　　　　　　　　　　↓　　　　　　高滴管下输液管，打开调节器，至滴管
穿刺点上方 6cm 处扎止血带→用安尔碘消 ←——选部位　　1/2~2/3 满时，迅速转正滴管，使液体
毒穿刺部位皮肤 2 次（直径＞5cm）　　　　消毒　　　　缓慢下降直至排尽空气）→关闭调节器）
　　　　　　　　　　　　　　　　　　　　↓　　　　　　→将输液管放置妥当

　　　　　　　　　　　　　　　　　　　穿刺、固定 ——→ 核对瓶贴、姓名→按需排气→嘱握拳→左
　　　　　　　　　　　　　　　　　　　　　　　　　手绷皮，右手穿刺，针尖与皮肤呈 15°~
　　　　　　　　　　　　　　　　　　　　↓　　　　　30°（见回血再进少许）→三松（带、拳、
调速（成人 40~60 滴/分，儿童 20~40 ←——调节滴数　　夹）→滴液通畅→固定（1 横 2 交叉 3S）
滴/分）→观察（无肿胀、滴液通畅）
盖敷贴→收带　　　　　　　　　　　　　↓　　　　　　整理床单位→协助患者于舒适卧位
　　　　　　　　　　　　　　　　　　　整理、观察 ——→ 记录输液卡→核对→嘱咐（不随意调节滴
　　　　　　　　　　　　　　　　　　　　　　　　　速，如有肿胀、不滴→拉铃呼叫）→收
　　　　　　　　　　　　　　　　　　　　↓　　　　　盘→床尾核对

同《药液抽吸》操作流程 ←——用物处理
　　　　　　　　　　　　　　　　　　　　↓
　　　　　　　　　　　　　　　　　　　洗手、巡视观察
　　　　　　　　　　　　　　　　　　　记录

参阅：《静脉输液》操作视频

[评价]

操作评分表

项　目	项目总分	要　求	标准分	实际得分	备注
素质要求	6	服装、鞋帽整洁，仪表大方	3		
		举止端庄，态度和蔼	3		
核对、评估	6	接到医嘱，转抄 3 单	2		
		向患者解释，核对腕带	2		
		评估注射部位皮肤，嘱排尿	2		
三准备	6	环境准备，自身准备（洗手、戴口罩）	3		
		用物准备（注射盘、弯盘、止血带、输液导管、敷贴、根据医嘱备注射器及药液）、输液架	3		

续表

项　目	项目总分	要　求	标准分	实际得分	备注
操作过程	加药　12	取药、检查、核对(2人)	2		
		一摇、二看、三贴、四套、五撬、六消毒	2		
		根据医嘱抽吸药液加入瓶内,回抽等量空气	2		
		检查无配伍禁忌,签名	2		
		关闭调节器,插入输液导管	2		
		再次核对,处理弯盘内用物,洗手	2		
	患者准备　4	再次核对(床号、姓名、腕带)	2		
		协助患者取舒适卧位,调整输液架适宜高度	2		
	排气　12	挂输液瓶,备胶布(3条胶带,另加敷贴)	2		
		排尽输液导管、穿刺针内空气(一次成功)	8		
		输液导管放置妥当	2		
	选部位消毒　6	穿刺点上方6cm处扎止血带	3		
		常规消毒穿刺部位皮肤2次(直径>5cm)	3		
	穿刺固定　12	核对瓶贴、姓名,按需排气	2		
		绷皮,15°~30°进针(见回血再进少许)	5		
		三松(带、拳、夹)	3		
		滴液通畅,固定(1横2交叉3S)	2		
	调节滴数　6	调速(成人40~60滴/分,儿童20~40滴/分)	3		
		观察(无肿胀、滴液通畅)盖敷贴,收止血带	3		
	整理观察　6	整理床单位,协助患者于舒适卧位	2		
		记录输液卡,核对并嘱咐患者(不随意调节滴速,如有肿胀或不滴,拉铃呼叫)	2		
		收盘,床尾核对	2		
操作后	4	洗手、脱口罩	2		
		巡视、观察、记录	2		
用物处理	10	同《药液抽吸》操作流程	10		
熟练程度	10	动作轻巧、准确、稳重,遵守无菌原则	10		
总分	100				

[附]静脉留置针输液法

[临床病例]

患者黄某,男性,78岁,膀胱癌,身高170cm,体重50kg,恶病质。

医嘱:5%葡萄糖注射液500ml,维生素C 2.0g,静脉滴注,每日1次。

[评估]

1. 全身情况:患者的年龄、病情、意识状态及营养状况等。

2. 局部情况:评估患者穿刺部位的皮肤、血管状况及肢体活动度。

3. 心理状态:评估患者心理反应、情绪及配合程度。

4. 健康知识：患者是否了解静脉留置针输液的目的、方法及配合要点。

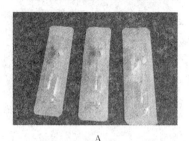

A

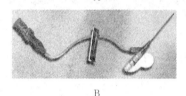

B

图 15-3　静脉留置针(A,B)

[计划]

1. 环境准备：环境整洁、空气清新，湿度及温度适宜，符合静脉输液要求。

2. 患者准备：了解输液的目的，排空大小便，取舒适卧位。

3. 操作者准备：衣帽整齐，修剪指甲，洗手，戴口罩，熟悉操作技术。

4. 用物准备：同周围静脉输液（密闭式）用物，另备静脉留置针（图15-3A,B），透明敷贴（图 15-4）和透明胶布。

图 15-4　透明敷贴

[实施]

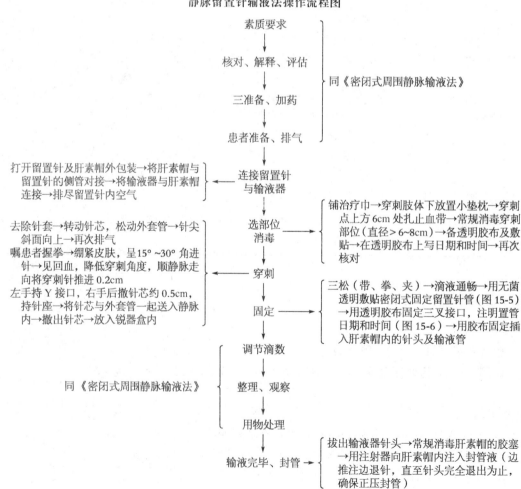

静脉留置针输液法操作流程图

素质要求 ↓

核对、解释、评估 ↓ } 同《密闭式周围静脉输液法》

三准备、加药 ↓

患者准备、排气 ↓

打开留置针及肝素帽外包装→将肝素帽与留置针的侧管对接→将输液器与肝素帽连接→排尽留置针内空气

→ 连接留置针与输液器 ↓

选部位消毒 → 铺治疗巾→穿刺肢体下放置小垫枕→穿刺点上方6cm处扎止血带→常规消毒穿刺部位（直径＞6~8cm）→备透明胶布及敷贴→在透明胶布上写日期和时间→再次核对

去除针套→转动针芯，松动外套管→针尖斜面向上→再次排气
嘱患者握拳→绷紧皮肤，呈15°~30°角进针→见回血，降低穿刺角度，顺静脉走向将穿刺针推进0.2cm
左手持Y接口，右手后撤针芯约0.5cm，持针座→将针芯与外套管一起送入静脉内→撤出针芯→放入锐器盒内

→ 穿刺 ↓

固定 → 三松（带、拳、夹）→滴液通畅→用无菌透明敷贴密闭式固定留置针管（图15-5）→用透明胶布固定三叉接口，注明置管日期和时间（图15-6）→用胶布固定插入肝素帽内的针头及输液管

调节滴数 ↓

同《密闭式周围静脉输液法》 { 整理、观察 ↓

用物处理 ↓

输液完毕、封管 → 拔出输液器针头→常规消毒肝素帽的胶塞→用注射器向肝素帽内注入封管液（边推注边退针，直至针头完全退出为止，确保正压封管）

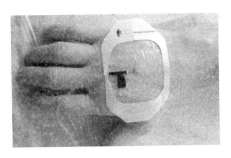
图 15-5　透明敷贴固定

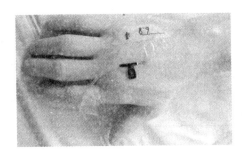
图 15-6　注明日期

[评价]

操作评分表

项　　目	项目总分	要　　求	标准分	实际得分	备注
素质要求	6	服装鞋帽整洁,仪表大方	3		
		举止端庄,态度和蔼	3		
核对、评估	6	接到医嘱,转抄 3 单	2		
		向患者解释,核对腕带	2		
		评估注射部位皮肤,嘱排尿	2		
三准备加药	10	环境准备,用物准备	3		
		自身准备(洗手、戴口罩)	2		
		根据医嘱将药液准确加入瓶内,插入输液导管	5		
操作过程 患者准备	4	再次核对(床号、姓名、腕带)	2		
		患者取舒适卧位,调整输液架高度,挂输液瓶	2		
排气	10	备透明敷贴和胶布(注明置管日期和时间)	2		
		排尽输液导管、穿刺针内空气(一次成功)	6		
		输液导管放置妥当	2		
连接	6	肝素帽与留置针的侧管对接	3		
		输液器与肝素帽连接,排尽留置针内空气	3		
穿刺固定	18	转动针芯,松动外套管	2		
		核对瓶贴、姓名,按需排气	5		
		绷皮,进针(将针芯与外套管一起送入静脉内)	3		
		三松(带、拳、夹),滴液通畅	2		
		撤出针芯,放入锐器盒内	3		
		透明敷贴、胶布固定,注明置管日期、时间	3		
调节滴数	6	速度(成人 40~60 滴/分,儿童 20~40 滴/分)	3		
		观察(无肿胀、滴液通畅),收止血带	3		
整理观察	6	整理床单位,协助患者于舒适卧位	2		
		记录输液卡,核对并嘱咐患者(不随意调节滴速,如有肿胀或不滴,拉铃呼叫)	2		
		收盘,床尾核对	2		
操作后	8	洗手、脱口罩	2		
		巡视、观察、记录	2		
		口述封管方法和要求	4		

续表

项　目	项目总分	要　求	标准分	实际得分	备注
用物处理	10	同《药液抽吸》操作流程	10		
熟练程度	10	动作轻巧、准确、稳重,遵守无菌原则	10		
总分	100				

任务二　静 脉 输 血 法

[临床病例]

患者王某,女性,43岁,因月经量增多,经门诊初步诊断为:①子宫肌瘤;②继发性贫血;③高血压病等。现决定住院手术,给予术前配血、术中输血等治疗。

[评估]

1. 患者的年龄、病情、意识状态,以及全身和肢体活动能力。

2. 患者对输液的认识、心理状态、耐受及配合程度。

3. 患者穿刺部位的皮肤、血管状况。

[计划]

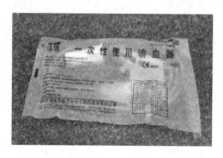

图 15-7　一次性输血器

1. 环境准备:病室整洁、安静,必要时适当调节室温。

2. 患者准备:了解输血的目的,排空大小便,取舒适卧位。

3. 操作者准备:衣着整洁、洗手,戴口罩。

4. 用物准备:间接静脉输血法:按密闭式周围静脉输液法准备用物;另备一次性输血器(滴管内有滤网)(图15-7)、9号静脉穿刺针、0.9%氯化钠溶液、血液制品(根据医嘱准备)、一次性手套。

[实施]

1. 输血前准备

(1) 备血:核对医嘱→填写输血申请单→抽取该患者血标本2ml(严禁同时采集2名患者血标本送检)→血标本与输血申请单同时送血库→血型鉴定和交叉配血试验。

(2) 取血:核对输血医嘱→凭提血单到血库提血→与血库人员共同"三查十对"[三查:查有效期、血液质量、血液的包装。十对:对姓名、床号、住院号、性别、年龄、血袋(瓶)号(储血号)、血型、交叉配血结果、血液种类和量]→确认无误→在"交叉配血试验单"上签名→提血。

（3）取血后注意事项

1）勿剧烈震荡,以免红细胞大量破坏而引起溶血。

2）勿血液加温,以防血浆蛋白凝固变性而引起反应。

3）血液温度较低,在室温下放置 15～20 分钟后再输入。

（4）核对：2 人再次核对→确认无误,血液无凝块→方可输血。

（5）知情同意：输血前告知患者→征得同意→签署知情同意书。

2. 操作步骤

间接静脉输血法操作流程图

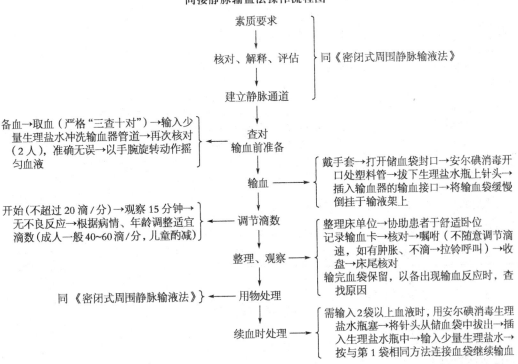

[评价]

操作评分表

项　目	项目总分	要　求	标准分	实际得分	备注
素质要求	6	服装鞋帽整洁,仪表大方	3		
		举止端庄,态度和蔼	3		
核对、评估	6	接到医嘱,转抄 3 单	2		
		向患者解释,核对腕带	2		
		评估注射部位皮肤,嘱排尿	2		
建立静脉通道	20	遵守无菌原则,步骤正确,操作规范	5		
		输液一次成功	15		

续表

项　目	项目总分	要　求	标准分	实际得分	备注
操作过程 查对输血前准备	12	备血、取血(严格"三查十对")	6		
		输入少量生理盐水冲洗输血器管道	2		
		再次核对(2人),准确无误	2		
		以手腕旋转动作摇匀血液	2		
输血	18	戴手套,打开储血袋封口	2		
		安尔碘消毒开口处塑料管	6		
		拔下生理盐水瓶上针头,插入输血接口	3		
		将输血袋缓慢倒挂于输液架上	3		
		续血时处理(口述)	4		
调节滴数	6	开始(不超过20滴/分)	3		
		观察15分钟,无不良反应,调整适宜滴数	3		
整理观察	8	整理床单位,协助患者于舒适卧位	2		
		记录输血卡,核对并嘱咐患者(不随意调节滴速,如有肿胀或不滴,拉铃呼叫)	3		
		收盘,床尾核对,输完血袋的处理(口述)	3		
操作后	4	洗手,脱口罩	2		
		巡视、观察、记录	2		
用物处理	10	同《药液抽吸》操作流程	10		
熟练程度	10	动作轻巧、准确、稳重,遵守无菌原则	10		
总分	100				

能 力 检 测

[A₁ 选择题]

1. 静脉输液的原理是哪一种
   A. 负压原理 　　　　　　　B. 虹吸原理
   C. 液体静压原理 　　　　　D. 正压原理
   E. 空吸原理

2. 输液后引起静脉炎的原因是什么
   A. 输入胶体溶液 　　　　　B. 滴管内液面高
   C. 输入致敏物质 　　　　　D. 输入平衡液
   E. 长期大量输入高浓度药液

3. 预防空气栓塞的措施不包括哪一种
   A. 输液管空气须排尽 　　　B. 输液滴完及时拔管
   C. 选用带滤网的输液器 　　D. 及时更换输液瓶
   E. 加压输液时应有护士守护在旁

4. 输液引起急性肺水肿的典型症状是哪一种
   A. 面色苍白、血压下降 　　B. 面色红润、血压下降

C. 胸闷、咳嗽

D. 发绀、呼吸困难

E. 呼吸困难、咳粉红色泡沫样痰

5. 输液过程中下列哪一项与检查液体质量<u>无关</u>

    A. 药液无絮状物

    B. 药液无沉淀、无混浊、无变色

    C. 容器瓶口无松动

    D. 容器无裂缝

    E. 输液器的排气管是否通畅

6. 从包装内取静脉留置针,<u>不可</u>使用的情况是哪一种

    A. 包装在有效期内

    B. 针头斜面无倒钩

    C. 外套管与内套管相连牢固无松动

    D. 包装无漏气

    E. 导管边缘无粗糙

7. 定容型输液泵的特性是什么

    A. 测定实际输入的液量

    B. 液体量与导管内径的影响

    C. 输入剂量不够正确

    D. 速度受溶液的浓度、黏度影响

    E. 无需配套输液器

8. 活塞型注射泵的特点是什么

    A. 体积大

    B. 充电系统复杂

    C. 携带小心

    D. 可测定实际输液量

    E. 便于急救使用

9. 输血过程中下列哪一项<u>不符合</u>规范

    A. 每次采集一位患者的血标本

    B. 输血时须两人核对无误后输入

    C. 两袋血之间输入少量高渗盐水

    D. 过敏体质输血前肌注异丙嗪 25mg

    E. 正常血浆为淡黄色,血细胞呈暗红色

10. 输血引起溶血反应的最初具有代表性的症状是什么

    A. 寒战、发热

    B. 手足抽搐、心悸

    C. 荨麻疹、哮喘

    D. 四肢麻木、腰背酸痛

    E. 呼吸困难

11. 白血病患者,最适合输入什么

    A. 新鲜血

    B. 白蛋白

    C. 水解蛋白

    D. 库血

    E. 冷冻血浆

12. 最严重的输血反应是哪一种

    A. 过敏反应

    B. 溶血反应

    C. 出血倾向

    D. 循环负荷过重

    E. 枸橼酸钠中毒

[A₂ 选择题]

13. 患者林某,女性,45 岁,因腹泻需输液 1 500ml,每分钟滴速为 65 滴,滴系数为 15,请估计几小时后滴完

    A. 5 小时 46 分

    B. 4 小时 46 分

C. 3 小时 15 分   D. 2 小时 20 分

E. 2 小时 10 分

14. 王某,男性,28 岁,多发性损伤,在输血过程中出现输血反应,医生诊断该患者已进入溶血反应的第二阶段,这时你可看到患者哪些临床症状

   A. 四肢麻木   B. 腰背剧痛

   C. 黄疸或血红蛋白尿   D. 少尿或无尿

   E. 胸闷、呼吸急促

[X 选择题]

15. 静脉留置针每次使用前均需要检查哪些

   A. 静脉有无红、肿、热、痛   B. 静脉是否硬化

   C. 静脉是否堵塞   D. 留置针所在肢体有无肿胀

   E. 患者有无不适

16. 输血前的准备工作包括哪些

   A. 血型鉴定,交叉配血

   B. 取血、输血由 2 个人严格执行,过程中"三查十对"

   C. 全血输入前应先上下晃动摇匀

   D. 冷冻血浆应先在 37℃ 的水浴中溶化后输入

   E. 输血前先静滴生理盐水

[名词解释]

1. 静脉输液法

2. 静脉输血法

[简答题]

1. 输液泵的目的是什么?

2. 使用输液泵的注意事项有哪些?

3. 写出静脉输液、输血的注意事项。

4. 常见输液、输血的反应有哪些?

[综合应用题]

患者黄某,因肺炎住院,在输液过程中出现发冷、发抖,体温 38.5℃,脉搏 104 次/分,呼吸 22 次/分,伴有头痛、恶心、呕吐。判断该患者发生了什么反应?应如何处理?

(马志华)

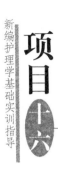

危重患者的病情观察及护理

任务一　心肺复苏

见《急救护理实训指导》。

任务二　吸痰法

见项目十中的任务三。

任务三　氧气吸入

见项目十中的任务四。

任务四　洗胃法

[临床病例]

　　患者郑某,女性,38岁,农民,一小时前患者与丈夫发生口角,随后口服敌敌畏约300ml,被发现时已意识不清,身边有农药空瓶,面部及双手抽搐,大小便失禁,紧急送医院救治。

[评估]

　　1. 全身情况:患者意识状态、生命体征;服用毒物或药物的名称、剂量和时间;洗胃的原因,有无禁忌证,如腐蚀性毒物中毒、食管静脉曲张、主动脉瘤、严重心脏病、上消化道出血、胃穿孔等。

2. 局部情况:患者口腔黏膜有无炎症、损伤或其他情况。

3. 心理状态:患者有无紧张、焦虑、恐惧等情绪,对"胃管洗胃"的态度。

4. 健康知识:患者对食物中毒及"胃管洗胃"相关知识的了解情况。

[计划]

1. 环境准备:室内环境安静、整洁,光线充足。

2. 患者准备:患者取坐位或半坐位,中毒较重者取左侧卧位,有义齿应取下,胸前垫以橡胶单和治疗巾。

3. 操作者准备:衣帽整洁,洗手,戴口罩,熟悉胃管洗胃术的操作要求。

4. 用物准备(图 16-1,图 16-2)

(1) 全自动洗胃机 1 台,另备橡胶单 1 块,塑料桶 2 个。

(2) 治疗盘内盛:一次性胃管 1 根、治疗巾 1 块、弯盘 1 个,镊子 1 把、开口器 1 个、压舌板 1 个、血管钳 1 把、20ml 注射器 1 个,以及液状石蜡、纱布及棉签。

治疗盘外备:听诊器 1 个,量杯 1 个,毛巾 1 条。

(3) 洗胃液:按需备洗胃液 10 000~20 000ml,温度 35℃左右。

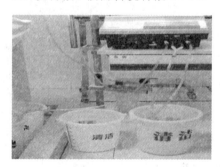
图 16-1 全自动洗胃机

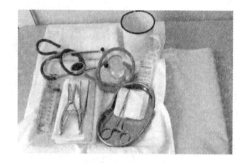
图 16-2 洗胃用物

[实施]

自动洗胃机洗胃法操作流程图

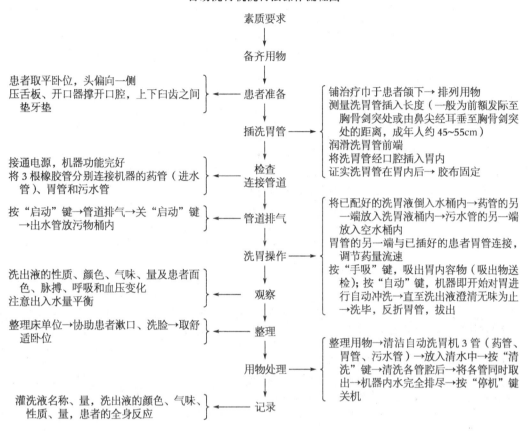

素质要求
↓
备齐用物
↓
患者取平卧位，头偏向一侧
压舌板、开口器撑开口腔，上下臼齿之间
垫牙垫 ← 患者准备 → 铺治疗巾于患者颌下 → 排列用物
测量洗胃管插入长度（一般为前额发际至
　　胸骨剑突处或由鼻尖经耳垂至胸骨剑突
　　处的距离，成年人约45~55cm）
插洗胃管 → 润滑洗胃管前端
将洗胃管经口腔插入胃内
证实洗胃管在胃内后 → 胶布固定
↓
接通电源，机器功能完好
将3根橡胶管分别连接机器的药管（进水
管）、胃管和污水管 ← 检查
连接管道
↓
按"启动"键 → 管道排气 → 关"启动"键
→ 出水管放污物桶内 ← 管道排气 → 将已配好的洗胃液倒入水桶内 → 药管的另
　　一端放入洗胃液桶内 → 污水管的另一端
　　放入空水桶内
洗胃操作 → 胃管的另一端与已插好的患者胃管连接，
　　调节药量流速
按"手吸"键，吸出胃内容物（吸出物送
检）；按"自动"键，机器即开始对胃进
行自动冲洗 → 直至洗出液澄清无味为止
→ 洗毕，反折胃管，拔出
洗出液的性质、颜色、气味、量及患者面
色、脉搏、呼吸和血压变化
注意出入水量平衡 ← 观察
↓
整理床单位 → 协助患者漱口、洗脸 → 取舒
适卧位 ← 整理
↓
整理用物 → 清洁自动洗胃机3管（药管、
胃管、污水管）→ 放入清水中 → 按"清
洗"键 → 清洗各管腔后 → 将各管同时取
出 → 机器内水完全排尽 → 按"停机"键
关机
用物处理 →
↓
灌洗液名称、量，洗出液的颜色、气味、
性质、量，患者的全身反应 ← 记录

[评价]

操作评分表

项　　目	项目总分	要　　求	标准分	实际得分	备注
素质要求	6	服装鞋帽整洁,仪表大方	3		
		举止端庄,态度和蔼	3		
操作前准备	6	洗手,戴口罩	2		
		备齐用物,放置恰当	4		
		核对、解释、注意事项	6		
患者准备	12	患者取平卧位,头偏向一侧	2		
		压舌板、开口器撑开口腔,	2		
		上下臼齿之间垫牙垫	2		
		患者颌下铺治疗巾	2		
操作过程　插洗胃管	20	测量胃管插入长度	2		
		润滑洗胃管前端	2		
		将胃管经口腔插入胃内	6		
		手法正确	4		
		插入长度45~55cm	4		
固定	3	固定于鼻翼和面颊部	3		

续表

项　目		项目总分	要　求	标准分	实际得分	备注
操作过程	检查连接导管	10	接通电源,检查机器功能完好	3		
			连接药管(进水管)、胃管和污水管	4		
			管道排气	3		
	洗胃操作	16	配好洗胃液,倒入水桶内	2		
			药管的另一端放入洗胃液桶内	2		
			污水管的另一端放入空水桶内	2		
			胃管另一端与已插好的患者胃管连接	2		
			调节药量流速	2		
			按"手吸"键,吸出胃内容物(送检)	2		
			按"自动"键,机器进行自动冲洗	2		
			洗毕,反折胃管,拔出	2		
	观察与整理	10	洗出液的性质、颜色、气味、量	2		
			患者面色、脉搏、呼吸和血压变化	2		
			出入水量平衡	2		
			整理床单位,协助患者洗漱	2		
			取舒适卧位	2		
	用物处理	10	整理用物	2		
			清洁洗胃机3管(药管、胃管、污水管)	2		
			放入清水中,按"清洗"键	2		
			各管同时取出,机器内水完全排尽	2		
			按"停机"键关机	2		
	熟练程度	7	动作轻巧、稳重、正确、安全	3		
			关爱患者,沟通良好	2		
			注意节力原则,操作时间<15分钟	2		
总分		100				

能 力 检 测

[A₁ 选择题]

1. 洗胃时每次入胃的液体量为多少
   A. 100～200ml　　　　　　　　B. 200～300ml
   C. 300～500ml　　　　　　　　D. 500～700ml
   E. 800～1 000ml

2. 自口腔留置胃管长度为多少厘米
   A. 45～55cm　　　　　　　　　B. 55～65cm
   C. 55～70cm　　　　　　　　　D. 55～60cm
   E. 50～65cm

3. 口服催吐法洗胃时,患者应取何种体位
   A. 坐位　　　　　　　　　　　B. 左侧卧位
   C. 半卧位　　　　　　　　　　D. 平卧位头偏向一侧
   E. 平卧位

4. 幽门梗阻的患者洗胃时间宜选择在何时

    A. 饭前　　　　　　　　　　　　B. 饭后

    C. 饭前 4～6 小时　　　　　　　D. 饭后 4～6 小时

    E. 没有时间限制

5. 下列哪一种药物中毒禁忌洗胃

    A. 磷化锌　　　　　　　　　　　B. 硝酸

    C. 巴比妥钠　　　　　　　　　　D. 氰化物

    E. 敌百虫

6. 患者出现双侧瞳孔缩小多见于何种情况

    A. 临终前表现　　　　　　　　　B. 颅内压增高的患者

    C. 颠茄类药物中毒　　　　　　　D. 有机磷农药中毒

    E. 酒精中毒

[A₂ 选择题]

7. 王某,昏迷,洗胃过程中,护士需观察的内容不包括哪项

    A. 面色　　　　　　　　　　　　B. 生命体征

    C. 瞳孔　　　　　　　　　　　　D. 恶心

    E. 窒息

8. 患者吕某,根据病情,护士为他洗胃时,需 2% 的碳酸氢钠洗胃,他很可能是何种药物中毒者

    A. 氰化物中毒者　　　　　　　　B. 安眠药中毒患者

    C. 灭鼠药中毒患者　　　　　　　D. 敌百虫中毒患者

    E. 敌敌畏中毒患者

[X 选择题]

9. 洗胃的禁忌症有哪些

    A. 上消化道出血　　　　　　　　B. 胃癌

    C. 食管阻塞　　　　　　　　　　D. 食管胃底静脉曲张

    E. 胸主动脉瘤

10. 当中毒物质不明时,应选用的洗胃液有哪些

    A. 米汤　　　　　　　　　　　　B. 豆浆

    C. 温开水　　　　　　　　　　　D. 生理盐水

    E. 以上都是

[名词解释]

    洗胃术

[简答题]

    洗胃的适应证、并发症是什么? 如何进行洗胃?

[综合应用题]

李某,女性,35岁,因琐事与家人争吵后口服大量巴比妥类药物,意识丧失,家人发现后送至医院抢救,需立即洗胃。请问:

1. 应选用哪种洗胃液洗胃?

2. 应用何种药物导泻?为什么?

3. 洗胃液的温度是多少?

4. 洗胃时宜取何种体位?

5. 每次灌入洗胃液多少量?

(马志华)

项目十七 临终护理

任务 尸体护理

[临床病例]

　　患者徐某,女性,82 岁,因"反复咳嗽、咳痰 50 年,活动后气短 8 年,嗜睡 2 天"入院。入院第 7 天 14:30 出现神志淡漠,心率、呼吸减慢,血压下降,经积极抢救无效,于 16:30 宣告临床死亡。

　　死亡诊断:慢性阻塞性肺疾病IV级急性加重期,II 型呼吸衰竭。

[评估]

　　1. 死者的诊断(有无传染病)、治疗、抢救过程,死亡时间、原因及死亡证明。

　　2. 死者面容、身体的清洁程度,有无伤口或引流管等。

　　3. 死者的民族、宗教信仰,以及家属对死亡的态度。

[计划]

　　1. 环境准备:病室保持安静、肃穆,拉幕帘或屏风遮挡。

　　2. 自身准备:衣帽整洁、修剪指甲,洗手、戴口罩、戴手套,必要时穿隔离衣。

　　3. 用物准备

　　(1) 血管钳、不脱脂棉球、剪刀、绷带、松节油、棉签、梳子、弯盘,有伤口或引流管时,备换药敷料及胶布(图 17-1)。

　　(2) 干净衣裤、一次性尸单、尸体识别卡 3 张(图 17-2)。

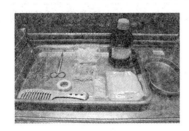

图 17-1　尸体护理用物

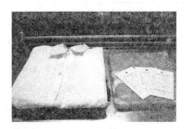

图 17-2　尸体护理用物

(3) 擦洗用具,如脸盆、毛巾等(图17-3)。

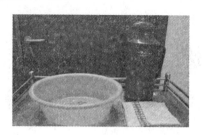

图 17-3　尸体护理用物

[实施]

尸体护理操作流程图

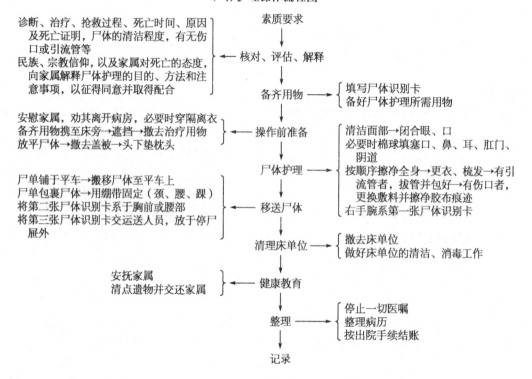

| 诊断、治疗、抢救过程、死亡时间、原因及死亡证明,尸体的清洁程度,有无伤口或引流管等
民族、宗教信仰,以及家属对死亡的态度,向家属解释尸体护理的目的、方法和注意事项,以征得同意并取得配合 | ←— | 核对、评估、解释 | |
| 安慰家属,劝其离开病房,必要时穿隔离衣
备齐用物携至床旁→遮挡→撤去治疗用物
放平尸体→撤去盖被→头下垫枕头 | ←— | 操作前准备 | |

素质要求
↓
核对、评估、解释
↓
备齐用物 —→ ｛填写尸体识别卡／备好尸体护理所需用物
↓
操作前准备 —→ ｛清洁面部→闭合眼、口／必要时棉球填塞口、鼻、耳、肛门、阴道
↓
尸体护理 —→ ｛按顺序擦净全身→更衣、梳发→有引流管者,拔管并包好→有伤口者,更换敷料并擦净胶布痕迹／右手腕系第一张尸体识别卡
↓
移送尸体
↓
清理床单位 —→ ｛撤去床单位／做好床单位的清洁、消毒工作
↓
健康教育
↓
整理 —→ ｛停止一切医嘱／整理病历／按出院手续结账
↓
记录

尸单铺于平车→搬移尸体至平车上
尸单包裹尸体→用绷带固定（颈、腰、踝）
将第二张尸体识别卡系于胸前或腰部
将第三张尸体识别卡交运送人员,放于停尸屉外
←— 移送尸体

安抚家属
清点遗物并交还家属
←— 健康教育

[评价]

操作评分表

项　目	项目总分	要　求	标准分	实际得分	备注
素质要求	5	服装、鞋帽整洁	1		
		仪表大方,举止端庄	2		
		语言柔和恰当	2		
操作前准备	15	评估	5		
		戴口罩,必要时穿隔离衣	3		
		备齐用物,放置合理	5		
		填写尸体识别卡3张	2		

续表

项　目	项目总分	要　求	标准分	实际得分	备注
操作过程	60	屏风遮挡,撤去治疗用物	3		
		放平尸体,撤去棉胎,头下垫枕头	3		
		清洁面部,闭合眼、口	3		
		有义齿者给予装上,必要时四头带托起下颌	3		
		必要时用棉球填塞口、鼻、耳、肛门、阴道	6		
		脱衣裤,擦净尸体(上肢、胸、腹、背、下肢)	10		
		有引流管者,拔管并包好	3		
		有伤口者,更换敷料	3		
		用松节油擦净胶布痕迹	3		
		更衣梳发	4		
		系第一张尸体识别卡于右手腕	3		
		尸单包裹尸体,颈、腰、踝部用绷带固定	10		
		系第二张尸体识别卡于胸前或腰部	3		
		将第三张尸体识别卡交运送人员	3		
操作后	15	清理床单位及用物	5		
		安抚家属,清点遗物交还家属	5		
		整理病历	5		
评价	5	动作轻巧,稳重准确	3		
		注意节力原则	2		
总分	100				

能　力　检　测

[A₁ 型题]

1. 临终患者的心理反应,一般排列顺序为哪一种

A. 否认期、抑郁期、协议期、愤怒期、接受期 　B. 否认期、协议期、愤怒期、接受期、抑郁期

C. 否认期、愤怒期、协议期、抑郁期、接受期 　D. 抑郁期、愤怒期、否认期、协议期、接受期

E. 抑郁期、否认期、愤怒期、协议期、接受期

2. 护理临终患者不妥的是哪一种

A. 满足患者的心理需要 　　　　　　　B. 严密观察病情

C. 保持环境安静 　　　　　　　　　　D. 通知家属

E. 尽量不使用止痛药

3. 临床上进行尸体护理的依据是什么

A. 医师做出死亡诊断后 　　　　　　　B. 呼吸停止

C. 各种反射消失 　　　　　　　　　　D. 心跳停止

E. 意识丧失

4. 尸斑多出现在死亡后多少小时

A. 1～2 小时 　　　　　　　　　　　　B. 2～4 小时

C. 4～6 小时 　　　　　　　　　　　　D. 6～8 小时

E. 8～10 小时

5. 目前医学界多以下列哪一项作为判断死亡的依据

    A. 呼吸停止   B. 心跳停止

    C. 各种反射消失   D. 脑死亡

    E. 呼吸、心跳都停止

6. 尸斑多出现在尸体的什么部位

    A. 头顶   B. 面部

    C. 腹部   D. 胸部

    E. 最低部位

7. 濒死患者最后消失的感觉是什么

    A. 视觉   B. 听觉

    C. 味觉   D. 嗅觉

    E. 触觉

8. 不属于临床死亡期患者的临床表现是哪一种

    A. 呼吸停止   B. 心跳停止

    C. 反射性反应消失   D. 延髓处于深度抑制状态

    E. 出现尸冷

9. 尸体护理时将尸体放平,头下垫枕头的目的是什么

    A. 保持良好姿势   B. 防止下颌骨脱位

    C. 便于进行尸体护理操作   D. 避免头面部充血、发紫

    E. 接近自然状态

10. 对尸体护理操作不正确的是哪一种

    A. 填妥尸体识别卡备用   B. 放平尸体,去枕仰卧

    C. 撤去治疗用物   D. 脱衣擦去胶布痕迹

    E. 用非脱脂棉填塞身体孔道

[名词解释]

1. 临终关怀

2. 脑死亡

3. 临床死亡期

[简答题]

1. 尸体护理的目的是什么?

2. 脑死亡的标准是什么?

3. 对临终患者的躯体护理包括哪些?

4. 尸体护理的注意事项有哪些?

(胡三莲)

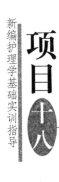
项目十八　医疗与护理文件记录

任务　体温单的绘制

[临床病例]

　　患者何某,女性,53岁,体检时发现腹部包块,后确诊为"子宫肌瘤",入住妇科6病区19床。入院检查:腹部柔软,无明显触痛,拟择日手术。住院号2356793,体重50kg,身高160cm,青霉素皮试(＋)。

[评估]

　　1. 患者的年龄、病情、意识状态,以及全身和肢体活动能力。

　　2. 患者的体温、脉搏、呼吸、血压、体重,以及24h摄入量、排出量等资料。

　　3. 患者的心理状态、配合程度。

[计划]

　　1. 环境准备:环境整洁、安静、光线充足。

　　2. 自身准备:衣帽整洁、修剪指甲,洗手、戴口罩。

　　3. 用物准备

　　(1) 笔盒1个(内置:红蓝铅笔、钢笔、直尺、削笔刀)。

　　(2) 空白体温单1张。

　　(3) 记录本:记录体温(图18-1)、脉搏、呼吸、血压、大便次数等数据。

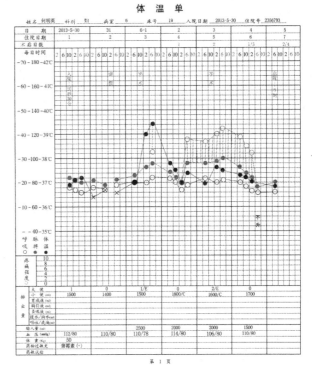

图18-1　体温单绘制(范例)

[实施]

绘制体温单操作流程图

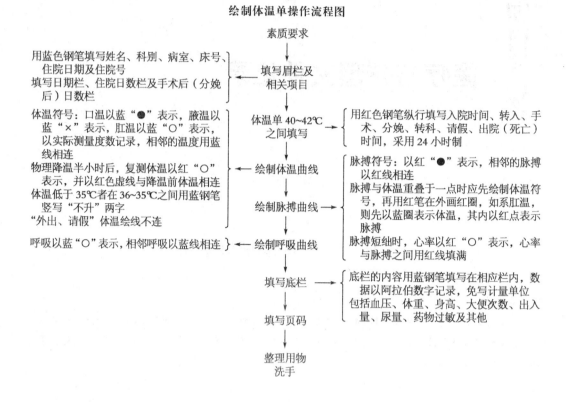

素质要求
↓

用蓝色钢笔填写姓名、科别、病室、床号、住院日期及住院号
填写日期栏、住院日数栏及手术后（分娩后）日数栏
← 填写眉栏及相关项目

体温符号：口温以蓝"●"表示，腋温以蓝"×"表示，肛温以蓝"○"表示，以实际测量度数记录，相邻的温度用蓝线相连
物理降温半小时后，复测体温以红"○"表示，并以红色虚线与降温前体温相连
体温低于35℃者在36～35℃之间用蓝钢笔竖写"不升"两字
"外出、请假"体温绘线不连
← 体温单 40～42℃ 之间填写 → 用红色钢笔纵行填写入院时间、转入、手术、分娩、转科、请假、出院（死亡）时间，采用 24 小时制

← 绘制体温曲线 → 脉搏符号：以红"●"表示，相邻的脉搏以红线相连
脉搏与体温重叠于一点时应先绘制体温符号，再用红笔在外画红圈，如系肛温，则先以蓝圈表示体温，其内以红点表示脉搏

← 绘制脉搏曲线 → 脉搏短绌时，心率以红"○"表示，心率与脉搏之间用红线填满

呼吸以蓝"○"表示，相邻呼吸以蓝线相连 ← 绘制呼吸曲线

填写底栏 → 底栏的内容用蓝钢笔填写在相应栏内，数据以阿拉伯数字记录，免写计量单位
包括血压、体重、身高、大便次数、出入量、尿量、药物过敏及其他
↓

填写页码
↓

整理用物
洗手

[评价]

操作评分表

项 目	项目总分	要 求	标准分	实际得分	备注
素质要求	6	服装、鞋帽整洁	3		
		仪表大方，举止端庄，态度认真	3		
操作前准备	10	环境整洁、安静、光线充足	2		
		按需备齐用物，放置合理	4		
		患者病历已按"入院病历"顺序排列	4		
操作过程	60	了解患者临床诊断、病情变化	5		
		填写眉栏及相关项目	6		
		在40～42℃横线间相应时间的纵格内用红色钢笔填写相关项目	6		
		绘制体温曲线	10		
		绘制脉搏曲线	10		
		绘制呼吸曲线	10		
		填写底栏	10		
		填写页码	3		
操作后	10	整理病历	5		
		清理用物	5		

项　目	项目总分	要　求	标准分	实际得分	备注
评价	14	填写及时、准确,字迹清晰 记录真实,数据与体温记录本相符合,无涂改 绘制曲线准确,点园、线直、点线分明,大小适中,整齐美观	4 5 5		
总分	100				

能 力 检 测

[A₁ 选择题]

1. 病案的作用不包括哪一种
    A. 提供患者流动情况的依据
    B. 提供教学与科研资料
    C. 提供患者的信息资料
    D. 提供法律依据
    E. 提供评价依据

2. 住院期间排在病案首页的是什么
    A. 长期医嘱单
    B. 体温单
    C. 病案首页
    D. 临时医嘱单
    E. 入院记录

3. 物理降温后 30 分钟测得的体温以什么表示
    A. 红圈
    B. 篮圈
    C. 红点
    D. 蓝点
    E. 蓝叉

4. 在体温单 40～42℃ 之间的相应时间栏内纵行填写哪一项
    A. 住院日数
    B. 体重
    C. 术后日数
    D. 转科时间
    E. 出入液量

5. 关于住院病案管理的叙述,下列哪一项不符合要求
    A. 住院病案放在病案柜内
    B. 家属可借阅病案
    C. 病案必须保持清洁和完整
    D. 医护人员使用记录后必须放回原处
    E. 病案不能擅自带出病区

6. 书写病区报告时应先书写什么
    A. 新入院患者
    B. 出院的患者
    C. 转入的患者
    D. 实施手术的患者
    E. 危重患者

7. 对医嘱种类不正确的描述是哪一种
    A. 临时医嘱一般仅执行一次
    B. 长期医嘱有效时间在 24 小时以上
    C. 长期医嘱在医生写明停止时间后失效
    D. 长期备用医嘱须由医生写明停止时间后方为失效
    E. 临时备用医嘱有效时间在 24 小时以内

8. 执行口头医嘱不妥的是哪一种
   A. 一般情况下不执行口头医嘱
   B. 在抢救或手术过程中可以执行
   C. 事后及时补写在抢救记录单上
   D. 护士必须向医生复述一遍
   E. 确认无误后方可执行

[A₂ 选择题]

9. 患者苏某,男性,38 岁,胃大部切除术后疼痛难忍,医嘱哌替啶 50mg,肌内注射,prn,此医嘱是什么
   A. 长期医嘱
   B. 临时备用医嘱
   C. 临时医嘱
   D. 指定时间的医嘱
   E. 长期备用医嘱

10. 患者黄某,女性,56 岁,需记 24 小时出入液量,下列排出量中哪一项除外
   A. 尿量
   B. 胃肠减压量
   C. 呕吐量
   D. 呼吸失水量
   E. 伤口渗出量

[X 选择题]

11. 底栏填写的内容包括哪些
   A. 尿量
   B. 出入液量
   C. 血压
   D. 体重
   E. 大便次数

12. 排出量的记录应包括哪些
   A. 尿量
   B. 皮肤失水量
   C. 呕吐量
   D. 引流液量
   E. 胃肠减压量

[名词解释]

1. 长期医嘱
2. 临时医嘱

[简答题]

1. 测得患者脉搏短绌时,在体温单上如何记录?
2. 24 小时出入液量如何记录?

[综合应用题]

根据以下资料,用空白体温单(图 18-2)绘制该患者的体温单。

患者李某,女性,58 岁,于 2014 年 5 月 30 日上午 10 时 30 分入住妇科 5 病室 18 床,住院号 2656792,体重 50kg,身高 156cm,青霉素皮试(＋)。

日期	时间	体温（℃）	脉搏 （次/分）	呼吸 （次/分）	入量 （ml）	大便 次数	小便次数 或（ml）	血压 （mmHg）
30/5	10：30am	36.9	84	18				
	2pm	37.1	82	17		1	1 600	116/80
	6pm	37.2	80	16				
31/5	2am	36.4（腋）	82	18				
	10am	36.7（腋）	78	17		0	1 500	112/80
	2pm	请假	请假	请假				
	6pm	36.6（腋）	82	19				
1/6	6am	37	86	20				
	10am	全子宫切除术						
	2pm	39	93	20	2 500	2/E	1900	108/78
	6pm	39.4	96	22				
	6 $\frac{30}{pm}$	酒精擦浴 38.2						
2/6	6am	37.8	88	22				
	10am	37.5	84	20	2 200	0	2 000/C	110/80
	2pm	37	80	17				
	6pm	37.4	116/96（心率/脉率）	19				
3/6	6am	37	114/96（心率/脉率）	22				
	10am	阑尾切除术			1 900	1/E	1 800/C	106/80
	2pm	37.6	120/98（心率/脉率）	20				
	6pm	37.5	124/100（心率/脉率）	21				
4/6	6am	37.3	118/92（心率/脉率）	20				
	10am	37.2	110/88（心率/脉率）	19	2 100	0	1 900	112/80
	2pm	37	104/84（心率/脉率）	17				
	6pm	不升	76	16				
5/6	6am	36.9	80	16				
	8am	出院						

（石 琴）

体 温 单

姓名_________ 科别_________ 病室_________ 床号_________ 入院日期_________ 住院号_________

日 期							
住院日期							
后日数							
每日时间	2 6 10 2 6 10	2 6 10 2 6 10	2 6 10 2 6 10	2 6 10 2 6 10	2 6 10 2 6 10	2 6 10 2 6 10	2 6 10 2 6 10
-70 - 180 -42℃							
-60 - 160 - 41℃							
-50 - 140 -40℃							
-40 - 120 -39℃							
-30 -100 - 38℃							
-20 - 80 - 37℃							
-10 - 60 - 36℃							
- - 40 - 35℃							
呼吸 ○ 脉搏 ● 体温 ●							
疼痛强度 ○ 10							
8							
6							
4							
2							
0							
排出量 大 便							
小 便 (ml)							
胃减液 (ml)							
胸引液 (ml)							
负吸液 (ml)							
腹水/胸水(ml)							
呕吐/痰液(ml)							
输入量 (ml)							
血 压 (mmHg)							
体 重 (Kg)							
药物过敏史							
药敏试验							

第 页

图 18-2 体温单

主要参考文献

[1] 张美琴.护理专业技术实训[M].北京:人民卫生出版社,2008

[2] 李小萍.基础护理技术操作指导[M].北京:人民卫生出版社,2008

[3] 石琴,施雁,戴琳峰.新编护理学基础[M].上海:复旦大学出版社,2012

[4] 林静,孟发芬,陈雪霞.护理学基础实训教程[M].武汉:华中科技大学出版社,2011

[5] 王冬梅.基础护理技术实训指导[M].北京:科学出版社,2010

[6] 庄红.基础护理技术操作评分标准及试题集[M].北京:高等教育出版社,2005

[7] 钱晓璐,余剑珍.护理学基础考题解[M].上海:复旦大学出版社,2005

[8] 黄芳,史平.基础护理学实验教程[M].杭州:浙江大学出版社,2005

图书在版编目(CIP)数据

新编护理学基础实训指导/叶萌,石琴,胡三莲主编. —上海:复旦大学出版社,
2015.2(2020.7 重印)
(复旦卓越·医学职业教育教材)
ISBN 978-7-309-11132-3

Ⅰ. 新…　Ⅱ. ①叶…②石…③胡…　Ⅲ. 护理学-高等职业教育-教学参考资料　Ⅳ. R47

中国版本图书馆 CIP 数据核字(2014)第 284223 号

新编护理学基础实训指导
叶　萌　石　琴　胡三莲　主编
责任编辑/肖　英　肖　芬

复旦大学出版社有限公司出版发行
上海市国权路 579 号　邮编:200433
网址:fupnet@fudanpress.com　http://www.fudanpress.com
门市零售:86-21-65102580　团体订购:86-21-65104505
外埠邮购:86-21-65642846　出版部电话:86-21-65642845
大丰市科星印刷有限责任公司

开本 787×1092　1/16　印张 9.75　字数 225 千
2020 年 7 月第 1 版第 4 次印刷

ISBN 978-7-309-11132-3/R·1421
定价:38.00 元